Trudi Thali

Heilung durch innere Bilder

Geführte Meditationen
und Gebete

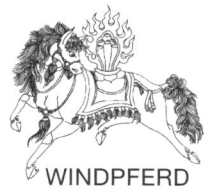

WINDPFERD

Wichtiger Hinweis: Die in diesem Buch beschriebenen Methoden sollten ärztlichen Rat und medizinische Behandlung nicht ersetzen. Geführte Meditationen helfen dem Körper, sich selbst zu heilen – sie heilen also keine Krankheiten. Die in diesem Buch vorgeschlagenen Heil-Meditationen sind sorgfältig recherchiert und vielfach erprobt. Sie wurden nach bestem Wissen und Gewissen weitergegeben. Dennoch übernehmen Autorin und Verlag keinerlei Haftung für Schäden irgendeiner Art, die aus der Anwendung oder Verwendung der Angaben in diesem Buch entstehen. Die Informationen in diesem Buch sind für Interessierte und Gruppenleiter für Meditationen gedacht.

1. Auflage 2010
© 2009 by Windpferd Verlagsgesellschaft mbH, Oberstdorf
www.windpferd.de
Alle Rechte vorbehalten
Umschlaggestaltung und Layout: Marx Grafik & ArtWork,
unter Verwendung einer Illustration von 123rf
Illustrationen: Alexandra Fink
Lektorat: Karin Vial – www.vial.de
Gesetzt aus der Adobe Garamond
Druck: Himmer AG, Augsburg
Gedruckt auf Schleipen Werkdruckpapier mit Zellstoff
aus regelmäßig überprüften Waldbewirtschaftungsgebieten, säurefrei,
chlorfrei gebleicht
Printed in Germany · ISBN 978-3-89385-609-1

Inhalt

Einführung

Die Wirkung der Meditationspraxis

Meditation und Sinnsuche in der heutigen Zeit	9
Positive Veränderungen durch Meditation	13
Harmonie durch Meditation und strömenden Atem	17
Verfeinerte Wahrnehmungsfähigkeit	25
Mystische Gotteserfahrungen	29
Geschehenlassen und Betrachten	35
Chakras oder innere Lichter	37

Praktische Hinweise für Gruppenleiter

Ablauf einer geführten Meditation	43
Verschiedene Meditationsmethoden	49

Geführte Meditationen

Seelenbilder in Landschaften

Sanctus-Vision	58
Seelenbaum	69
Kristallhöhle	76
Sphärenlandschaft	80
Zur heilenden Quelle	84
Seelenkapelle	88
Von der Bergwiese ins Licht	92

Entfaltung des Lichtkörpers

Öffnen der Lotosblüten	98
Freude und Frieden	107

Funkelnder Christusdiamant	111
Heilendes Lichtwasser	116
Mein innerer Regenbogen	119

Heilende Lichtkräfte

Heilkraft der Erzengel und die vier Elemente	128
Lichtbahnen-Selbstheilung	139
Der innere Diamant mit Fernheilung	143
Vom Reich der Elfen ins Licht	147
Heilende Lichtstrahlen des Herz-Chakras	152
Maria – Erdenmutter – Gottesmutter	155

Kontemplation

Kontemplation über die verschiedenen Seinsebenen	162
Vokale und Namen als Schwingungen	167
Die Augen, meine Seelenfenster	171
Zwischen Himmel und Erde	180

Gebete

Das Gebet des heiligen Bruder Klaus	186
Das Vaterunser als Chakra-Meditation	194
Die Seligpreisungen der Bergpredigt	203
Ehre sei dem Vater	214
Tischgebet	222

Literaturverzeichnis	223
Danksagung	224
Über die Autorin	226
Weitere Bücher von Trudi Thali	227

Einführung

Die Wirkung der Meditationspraxis

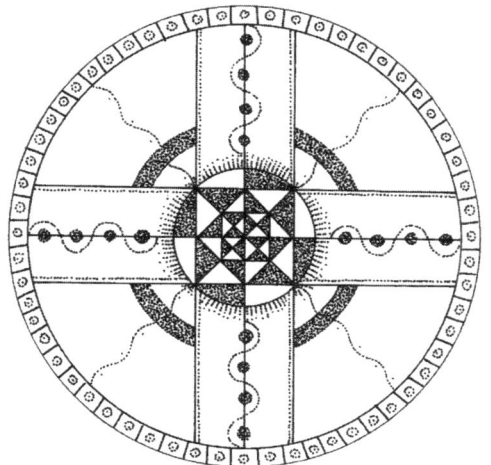

Meditation und Sinnsuche in der heutigen Zeit

Wir leben in einer unruhigen Zeit und werden uns mit großen Veränderungen auseinandersetzen müssen. Zeiten instabiler Verhältnisse können leichter und müheloser überstanden werden, wenn innere, seelische Werte vorhanden sind. Wie aber kann in der heutigen Zeit, in der die Menschen täglich mit Angst, Hektik und Stress konfrontiert sind, innere Stabilität erreicht werden? Wo bleibt noch genügend Raum in einem Alltag, in dem die Freizeit genauso vorprogrammiert ist wie die Arbeitszeit? Wo findet der suchende, ratlose Mensch noch Halt in einer sinnentleerten, krisengeschüttelten Umwelt? So erstaunlich es klingen mag, jeder Mensch findet Ruhe, Frieden und Sicherheit in sich selber. Alles ist da im Überfluss. Aber der Mensch muss wieder lernen still zu werden, er muss lernen in sich hinein zu horchen, und er muss sich Zeit nehmen für diese kostbaren Momente.

Es ist ein Gebot unserer schwierigen Zeit, etwas für das seelische Wohlbefinden zu unternehmen. Immer mehr Menschen haben ein tiefes Verlangen nach echtem Lebenssinn und geistiger Nahrung. Viele sind feinfühliger geworden, und das Bewusstsein hat sich verändert. Es ist eine große Wahrnehmungskraft vorhanden. Viele Tore zum Unbewussten sind bereits geöffnet worden und haben eigene Erfahrungen in spirituellen Bereichen ermöglicht. Eigene Erfahrungen und Erlebnisse bilden ein unauslöschliches Fundament, machen wissend und vertrauend. Der meditierende Mensch weiß um die Liebe, Freude und Größe des göttlichen Seins in sich selbst und überall.

Aus eigener Erfahrung als Therapeutin und Seminarleiterin weiß ich, dass ein großes Bedürfnis da ist und eine Not-wendig-keit besteht, einen neuen, gehaltvollen Weg zu gehen. Ich möchte mit diesem Buch Mut machen, sich in Gruppen zusammenzuschließen und gemeinsam zu meditieren. Es soll ein Wegweiser sein zur Entwicklung von größerer Selbsterkenntnis, innerer Harmonie und Wohlbefinden, und ich lege es in die Hände von reifen Menschen, die mutig genug sind, einen Schritt voraus zu gehen. Das vorliegende Buch mit vielen schönen Meditationen erleichtert den Start auf der Entdeckungsreise in die Welt des eigenen inneren Reichtums und ist vor allem für jene meiner Leserinnen und Leser gedacht, die Gruppenmeditationen leiten möchten. Es eignet sich aber ebenso gut für jemanden, der den Weg individuell in der eigenen Stille gehen möchte. Auch er wird in diesem Buch wertvolle Hinweise für seine persönliche Meditationspraxis finden.

Die Meditationen können wörtlich nach den Vorlagen geleitet werden. Die visualisierten Bilder führen durch ihren symbolischen Gehalt in die tiefen Schichten der Seele. Sie lassen ungeahnte Erkenntnisse zu und schenken Einsichten in die Tiefen der eigenen Seele.

Gruppenmeditationen bieten einen Ausweg aus einem sinnentleerten Alltag und geben Suchenden einen inneren Halt in der heutigen Zeit. Sie helfen, die eigene innere Welt zu entdecken. Sie fördern die spirituelle Entfaltung und eine neue, ungeahnte Sensitivität und schenken Ruhe, Frieden, Entspannung und Freude.

Dieses Buch dient als Wegweiser, wie Menschen in einer Gruppe oder einem Seminar behutsam in die innere, spirituelle Welt eingeführt werden können. Der Weg führt vom körperlichen Bereich in die höchsten Sphären, von der Erde bis zum Himmel. Beide Dimensionen, Himmel und Erde, sind Teil des Menschen und wirken in ihm und durch ihn.

In den eigenen Gruppenmeditationen konnte ich viele Erfahrungen machen, und zusehends erfüllte mich tiefe Dankbarkeit, weil ich erkannte, wie wertvoll und schön diese Meditationen sind, die mir aus der geistigen Ebene eingegeben wurden. Sie haben nicht nur eine entspannende Wirkung auf Körper und Geist, sondern darüber hinaus auch eine wunderbare, heilende Wirkung.

Positive Veränderungen durch Meditation

Meditation stammt vom Wort *meditari* und bedeutet *nachsinnen.* Es ist nicht ein Zustand des intellektuellen Nachdenkens oder Analysierens, vielmehr ein Fließenlassen ohne Absicht. Gelingt es nach und nach, die Gedanken ganz wegzulassen, öffnet sich eine Fülle von Weisheit und Erkenntnissen. Wer sich in die Stille begibt, weiß wie schwierig es zu Beginn ist, auch nur für einen kurzen Moment die Gedanken zur Ruhe zu bringen. Diese Tatsache soll aber keinesfalls entmutigen, weiter zu üben! Regelmäßiges Meditieren bietet eine ungeahnte, innere Bereicherung und schafft einen harmonisierenden Ausgleich zum hektischen Alltagsgeschehen. Die großen Verwirrungen und Sorgen des Alltags verlieren an Gewicht. Sie werden ersetzt durch eine tiefe, innere Gelassenheit.

Schon das Hinlenken der Aufmerksamkeit auf das Ein und Aus des Atems bewirkt eine sanfte Bewusstseinsveränderung. Was in Stille und Ruhe betrachtet wird, verschmilzt mit dem Betrachtenden. Diese kleinen Momente der inneren Leere öffnen zur Fülle zu der hinter allem wirkenden Lichtkraft Gottes. Weisheit, Intuition, Kreativität und eine sanfte Öffnung zum kosmischen Bewusstsein bereichern und beschenken den meditierenden Menschen in einem ungeahnten Maße. Er kann hier aus einem unfassbaren Reichtum schöpfen, der ihm kreative Eingebungen, klare Erkenntnisse und innere Stabilität verleiht. Körper, Seele und Geist verschmelzen mit dem kosmischen Strom, Trennendes wird zusehends aufgehoben. Die Verschmelzung öffnet alle Tore zum Reichtum und zur Einheit mit dem göttlichen Sein.

Dieser innere Prozess hat zur Folge, dass Leiden, die durch Anhaftungen am Äußeren, am vergänglichen Schein von Prestige, Macht und Stolz entstehen, langsam aufgelöst werden. Das Bedürfnis, unwesentliche materielle Besitztümer anzusammeln, und das Kreisen um die Wichtigkeit des Ichs oder Egos werden allmählich abgelöst durch ein liebendes, wahres, selbstloses Selbst. Gleichmut, innere Gelassenheit und eine große persönliche innere Freiheit breiten sich aus. Eine neue Lebensfreude, die nicht vom äußeren Geschehen abhängig ist, sondern aus der Tiefe des eigenen Inneren erwächst, bestimmt immer mehr das seelische Befinden.

Tägliches Meditieren öffnet die Tore zu Kreativität, Zufriedenheit und zum wahren Reichtum in unserem Inneren. Jede menschliche Seele ist einzigartig und ist Ausdruck des göttlichen Lichtes und der Liebe. Meditation gibt die Möglichkeit, Hindernisse zu überwinden, die das innere Licht verdunkeln.

Meditation ist ein Weg, zum wahren Selbst, zum wahren Wesenskern, der göttlich und unsterblich ist. Für jeden Übenden bedeutet das Eintauchen in die innere Stille und das Loslassen von Gedanken eine zunehmende Befreiung von Schwerem, von Betrübnissen und von unnötigen Leiden. Meditation ist Erholung für Körper und Seele, und eine kurze Meditation gibt dem Körper so viel neue Energie wie ein paar Stunden Schlaf. Wenn es dann mehr und mehr gelingt, die Gedanken auszuschalten und ganz in die innere Leere einzutreten, führt dieser Zustand darüber hinaus auch in höchste spirituelle Sphären.

Harmonie durch Meditation und strömenden Atem

Wir leben in einer Welt von Gegensätzen. Hell und Dunkel, Liebe und Hass, Kälte und Wärme, Aktivität und Passivität usw. ergänzen einander, und das allem innewohnende Gesetz sorgt für einen harmonischen Ausgleich. Das Ein und Aus des Atems zeigt uns dieses Gesetz ebenso wie der Wechsel von Tag und Nacht, Sommer und Winter oder der Rhythmus des Herzschlags.

Leider fühlt sich der westliche Mensch nur vollwertig, wenn er etwas leistet, das heißt, wenn er aktiv ist. Nichts tun, einfach da sein, dies scheint nutzlos in unserem Denken. Das passive Prinzip kommt in der heutigen Zeit viel zu kurz; Leistung und Aktivität scheinen viel wichtiger und erstrebenswerter als Ruhe und Entspannung. Manchmal ist Ruhe sogar unerträglich.

Dieser Verstoß gegen das allem zugrunde liegende Naturgesetz erzeugt seelische und körperliche Krankheiten. Das Leiden jedoch drängt die Menschen, wohlverstanden zu ihrem Nutzen, etwas zu unternehmen. Wenn sie den Ausgleich nicht selbst finden, sorgt das Gesetz für die notwendige Harmonie: Ruhezeiten werden dann oft zum Wohle des Betroffenen – was nicht immer so verstanden wird – durch Krankheit oder Unfall aufgezwungen.

Wir haben eine Zeitspanne von ausgeprägtem Materialismus hinter uns. Geistige oder spirituelle Werte wurden vernachlässigt. Nun aber ist das Bedürfnis nach seelischer Nahrung verstärkt wach geworden. Immer mehr Menschen entdecken, dass Stille, Kontemplation oder Meditation ein wunderbarer Weg zur inneren Harmonie ist, die dann zur göttlichen Seinsebene erhebt.

Das Verweilen in meditativer Ruhe öffnet sanft die Tore zum kosmischen Licht. Der Meditierende wird vermehrt mit Lichtenergie durchströmt. Ein starkes Energiefeld entsteht in der Gruppe durch das Zusammenfließen der leuchtenden Lichtkörper aller Anwesenden zu einem einzigen, großen Lichtkörper. Für die geistige Welt bietet dieser große Lichtkörper eine wunderbare Möglichkeit, sich mit den Menschen zu verbinden, um den Segen und das Licht aus der göttlichen Sphäre zu verteilen. Die Verbindung zur göttlichen Seinsebene schafft ein intensives Gefühl von Geborgenheit und tiefem, inneren Frieden. Starke Gefühle von Harmonie, Liebe und Wohlbefinden haben eine läuternde, transformierende Auswirkung auf Körper, Seele und Geist.

Die absichtslose meditative Versenkung bewirkt eine vermehrte Durchströmung von Lebensenergie im Körper. Sie bewirkt eine klarere Selbsterkenntnis des seelischen Befindens. Ja, sie führt zu einer Verbindung zum kosmischen Bewusstsein bis hin zur Verschmelzung mit dem Universum. Zunehmend erlebt der Übende, dass er alles in sich trägt, dass Himmel und Erde in ihm vereint sind. Die Stille und Leere führt zur Integration des inneren Selbst mit dem Universum. Innere Harmonie heißt zugleich Harmonie mit allem. Innere Harmonie ordnet alles Geschehen im Außen.

Erkenntnisse solcher Art lassen ahnen, dass der Atemstrom, das Ein und Aus des Atems, der das Gesetz des Empfangens und Verströmens enthält, eine ordnende Kraft ist. Göttliches Schöpferlicht manifestiert sich als polare Plus- und Minus-Energiefelder, vom kleinsten Atom bis zum unendlichen All. Im Taoismus werden diese sich ergänzenden Kräfte Yin und Yang genannt. Yin wirkt als Minuspol, als weibliche, dunkle, kalte Seite in allem. Yang wirkt als Pluspol, als männliche, helle, warme Seite in allem. Es ist ein sehr differenziertes System von Unterscheidungen und Zusammensetzungen dieser beiden Pole, was in vorchristlichen Zeiten von großen Weisen im alten China mit dem Taoismus begründet wurde. Sie schufen auch das Buch der Wandlung, das I Ging, und vor einigen Jahren entdeckten Wissenschaftler, dass der Code des I Ging identisch ist mit dem genetischen Code des Menschen, mit den 64 DNS-Triplets unserer Erbsubstanz.

Dieses Gesetz der Dualität, das harmonische Spiel der beiden sich ergänzenden, schöpferischen Grundkräfte, wirkt in allem. Jeder Atemzug ist Ausdruck dieser beiden Kräfte. Für den Menschen bedeutet Atem das *Leben*. Es beginnt mit dem ersten Atemzug und endet mit dem letzten. Der Herzschlag folgt dem gleichen Gesetz von Expansion und Kontraktion. Tag und Nacht, Sommer und Winter, Hitze und Kälte, Sonne und Mond, Frau und Mann – alles ist polar und zugleich einander ergänzend. Jede schöpferische Manifestation zeigt sich in der Dualität. Nur so nehmen unsere Sinnesorgane überhaupt etwas wahr! Die Spannung zwischen diesen beiden positiv und negativ geladenen Polen erzeugt das *ch'i*, die Lebenskraft. Diese ist manifestiertes göttliches Licht. Sie wirkt im großen Universum gleichermaßen wie im Mikrokosmos. In diesem grandiosen Schöpferspiel ist der Mensch eingebettet, geformt und ausgebildet nach den großen Mustern im Makrokosmos.

Mit jedem bewussten Atemzug sind wir verbunden mit dem kosmischen Rhythmus. Unbewusstes Atmen nährt den physischen Leib, bewusstes Atmen jedoch gibt dem feinstofflichen Körper Licht und Nahrung, Prana oder *ch'i*. Durch bewusstes Atmen wird der physische Körper mit einer unsterblichen Geistkraft durchströmt. Aus diesem Grund wird bei jeder spirituellen Übung größter Wert auf bewusstes Atmen gelegt. Ein geübter Meister kann durch gezielte Atemübungen sogar alle Körperfunktionen beherrschen. Die indischen Yogis haben dies seit Jahrhunderten praktiziert.

Bei jeder Meditation achten wir also ganz bewusst auf das Ein und Aus des Atemstromes. Die Harmonie des kleinen Rhythmus bindet uns ein in die Harmonie des großen kosmischen Rhythmus. Alles wird durchströmt von einem geheimnisvollen, universalen Bewusstsein aus Weisheit und großartiger Intelligenz. Wenn das Bewusstsein in aller Stille auf den Atemstrom gerichtet wird, kommen die Gedanken zur Ruhe, denn das Geplapper der Gedanken ist das größte Hindernis, das es auf dem Weg in die Stille zu überwinden gilt.

Mit jedem bewussten Atemzug sind wir in Harmonie mit den Kräften Yin und Yang. Im Ausströmen des Atems zeigt sich das Prinzip von Yang. Es zeigt sich gleichermaßen als Tag, als Sonne, als Licht, Expansion, Wärme, Feuer, als Männliches und Geistiges oder Himmlisches. Yang jedoch braucht als Ergänzung Yin, denn es möchte die Gegenseite beleben. Beim Einatmen zeigt sich das Prinzip von Yin. Es zeigt sich gleichermaßen als Nacht, als Mond, Dunkelheit, Kontraktion, Kälte, Wasser, als Weibliches, Manifestation der Materie und als Erde. Beide Kräfte wirken zusammen, möchten sich liebevoll vereinen und in Harmonie miteinander kommen. Wenn eine

Kraft ins Übergewicht kommt, beginnt die andere zu wachsen und gleicht das Ungleichgewicht aus. Wenn der Mensch über längere Zeit im Yang gelebt hat, fordert das Yin seinen Teil. Vielleicht kommt, wie bereits erwähnt, eine Krankheit und zwingt zur Ruhe, damit der Ausgleich wieder da ist.

In unserer Zeit der Überaktivität ist es für jeden Einzelnen von größter Wichtigkeit, selbst freiwillig Phasen der Ruhe einzuschalten. Meditation ist hier eine wunderbare Möglichkeit, ja ein absolutes Erfordernis für die seelisch-geistige Gesundheit des heutigen Menschen.

Harmonie des Atemstromes heißt auch harmonische Verschmelzung von Himmel und Erde, von Geist und Materie. Einheit erzeugt Fruchtbarkeit. Die Frucht der Verschmelzung von Himmel und Erde ist das erwachende göttliche Kind in der Herzensmitte. Es bedeutet Wachstum des eingesenkten, göttlichen Lichtes im Menschen. Es kann nur in der inneren Schlichtheit geboren werden. Äußerer Glanz und Schein muss ganz weichen und zählen nicht, wenn sich das innere Licht entfalten will. So wird der Körper ein Tempel des göttlichen Lichtes und erfüllt von Weisheit und Liebe.

Es geht beim Atmen auch in anderer Hinsicht um viel mehr als das Einströmen von Luft und Sauerstoff in die Lungenbläschen. Durch meditatives Atmen wird der ganze Energiekreislauf in den Meridianen und Organen angeregt. Ein harmonischer Fluss der Yin- und Yang-Energie in den Meridianen bildet die Basis für die körperliche Gesundheit des Menschen. Jede gesundheitliche Störung beginnt mit einem Ungleichgewicht oder einer Disharmonie in diesem feinstofflichen Energiestrom.

Mit dem Bewusstsein begleiten wir hier nun behutsam die Energieströme bei jedem Ein und Aus des Atems. Beim Ausatmen begleiten wir den Energiestrom vom Kopf bis zu den Füßen und fühlen uns verbunden mit einem zarten Licht, das uns bis in die kleinste Zelle durchdringt und zärtlich umhüllt. Beim Einatmen begleiten wir den Atem von den Füßen bis zum Kopf und fühlen uns verbunden mit der entspannenden Energie aus der Kraft der Erde, der großen Mutter, die unseren Körper nährt und erhält.

Auch die beiden sich ergänzenden Hirnhälften des Menschen spiegeln das Gesetz der beiden Grundkräfte des Lebens. Rechte und linke Seite arbeiten auf verschiedene Weise für uns. In meinem Buch *Das Vaterunser als Chakra-Meditation* (siehe Literaturverzeichnis) habe ich ausführlich über die Wirkungsweise der beiden Hirnhälften geschrieben. Von entscheidender Bedeutung ist auch hier die Harmonie und Integration beider Seiten, die Verschmelzung zu einem Ganzen. Harmonie ist das oberste geistige Gesetz. Meditative Stille bewirkt eine Gleichschaltung der Hirnströme, so dass beide Seiten, die männliche und weibliche, die analytische und die intuitive, einander befruchten können. Wille und Verstand kommen dann in Einklang mit Weisheit und Gefühl.

Verfeinerte Wahrnehmungsfähigkeit

Meditative Stille entwickelt subtilere Wahrnehmungsfähigkeiten als dies im alltäglichen Bewusstseinszustand möglich ist. Erst die meditative Ruhe erlaubt es dem Übenden, das innere Befinden von *Körper, Seele und Geist* wahrzunehmen.

Wahrnehmen von Körper

In der Stille lernen wir zu Beginn der Meditation den *Körper* wahrzunehmen. Durch bewusstes Hinlenken der Aufmerksamkeit auf einen bestimmten Körperteil fließt sogleich Energie dorthin. Schmerzen können gelindert werden, wenn das Bewusstsein im Schmerz verweilt. Energie gehorcht immer dem Bewusstsein. Der Geist ist stärker als die Materie. Fließende Energie heilt den Körper, denn fließende Energie ist göttliches Licht.

Wahrnehmen von Gefühlen

Meditative Stille erlaubt es, die eigenen *Gefühle* besser als je zuvor wahrzunehmen. Dieses subtile Wahrnehmen und Annehmen der Gefühle bedeutet auch Integration und Ganzwerden. Nur das Einverstandensein und die vollständige, demütige Annahme der negativen Gefühle befreien sie aus der Seele. Alle unbewusst bleibenden seelischen Schmerzen der Emotionalebene erzeugen Energieblockaden im Kreislauf der Meridiane, denn das körperliche Befinden ist ganz mit dem seelischen verwoben. Das Auflösen von seelischen Schmerzen und Verletzungen heißt Befreiung von allem Trennenden. Alles, was uns trennt vom Licht der Liebe, macht uns unglücklich. Das Wort *Sünde* kommt von ab-sondern, das heißt Trennung vom göttlichen Liebeslicht.

Gefühle sind, wie alle anderen schöpferischen Manifestationen, in das Gesetz der Dualität eingebettet. Liebe und Hass, Demut und Stolz, Mut und Angst sind eine Medaille mit zwei Seiten, einer dunklen und einer hellen. Die dunkle Seite bewirkt Trennung vom Licht, die helle jedoch bringt uns dem Licht näher.

Wahrnehmen von Gedanken
Wie Sonne und Mond verhalten sich Gedanken und Gefühle. Gedanken sind wie die Sonne, deren Strahlen vom Mond wiedergegeben werden. Gefühle sind wie das Licht des Mondes. Sie reflektieren die Gedanken.

Bei jeder Meditation üben wir das Beobachten der Gedanken. Jede spirituelle Entwicklung fängt mit der Kontrolle der Gedanken an, wobei zu beachten ist, dass liebevolle Gedanken Wohlbefinden und inneren Frieden schenken. Gedanken führen uns jedoch in die Dualität. Immer denken wir in der Zukunft oder in der Vergangenheit. Die Mitte, das Jetzt, zu erleben, wird durch das Denken verhindert. Meditation erlaubt uns für kurze Momente, die Gedanken auszuschalten. Erst meditative Einkehr ermöglicht es uns, dass wir überhaupt bewusst werden, *was* und *wie* wir denken. Gedanken können, im Gegensatz zu den Gefühlen, willentlich beeinflusst werden. Wir können negative Gedanken aus unserem Denken eliminieren. Positives Denken erschafft ein positives Umfeld.

Wahrnehmen von Geist
In reinem Geist zu verweilen bedeutet absolute innere Stille und Frieden. Die Gedanken kommen zur Ruhe, und der Energiekörper kann sich einschwingen in das allumfassende Liebeslicht. Dann überschreiten wir Raum und Zeit und können beglückt beobachten, dass der Geist für uns absolute Freiheit bedeutet. Wenn jedoch Gedanken uns ablenken von der inneren Weite, können wir sie jederzeit beobachten und sie wieder loslassen. Die geistige Kraft entfaltet sich überall dort, wo wir sie hinlenken – und dies kann weltweit sein! Unter diesem Aspekt können wir die Kunst des Fernheilens verstehen, wie ich sie im Buch *Lichtbahnen-Fernheilung* beschrieben habe (siehe Literaturverzeichnis).

Meditation erlaubt allein oder in Gruppen ein einzigartiges Erleben der verschiedenen eigenen Schwingungsebenen. Der Übende erkennt die allem innewohnenden kosmischen Kräfte Yin und Yang.

Zunehmend spürt er die Energieströme im Körper, die Gefühle im Seelenkörper und wird sich der eigenen Gedanken immer klarer bewusst. Meditation und bewusstes Atmen verstärken den Fluss der Lebensenergie. Die innige Verbindung zu den schöpferischen Kräften von Vater-Mutter-Gott offenbart sich ihm als tiefer Frieden und Geborgenheit.

Mystische Gotteserfahrungen

Meditative Stille und Leere führen in die tiefen Geheimnisse des göttlichen Seins. Wahre innere Werte von ungeahntem Reichtum fließen uns zu. Die innere Wahrheit wird mehr und mehr zum Wegweiser. Der Schleier, der uns vom höheren Selbst trennt, wird langsam gelüftet. Das höhere Selbst ist in jedem Menschen eingesenktes göttliches Licht. In der Tiefe der eigenen Stille sind alle kostbaren Schätze von Weisheit und Intuition vorhanden und auffindbar. Bilder, die symbolisch für die eigenen Seeleninhalte sprechen, steigen ins Bewusstsein. Es entsteht eine starke Verbindung zwischen göttlichem und irdischem Sein, denn meditative Stille erzeugt eine starke Lichtentfaltung und verbindet spürbar das eigene Selbst mit der göttlichen Liebe. Liebe ist heilendes Licht, die den ganzen Menschen durchströmt und veredelt. Sie allein gestattet die Rückverbindung zum göttlichen Liebeslicht. Wir sind ein Teil von diesem Licht, wir leben aus ihm heraus.

Durch meditative Versenkung verschwinden immer mehr alle im Wege stehenden, trennenden Hindernisse. Die Öffnung zum wahren Selbst bedeutet mystisches, spirituelles Erwachen. Die große Geist-Sonne möchte sich auf jeden Menschen senken und in ihm sein Licht in seiner ganzen Pracht aufgehen lassen.

Christus wird wiederkommen im Herzen aller, die sich vorbereiten in Stille und Liebe.

Dieses Einswerden mit den Grundkräften des Lebens öffnet die Tore zur Integration des Selbst mit dem Universum. Diese Integration kann sich auf verschiedene Weise manifestieren. Es kann sein, dass sich durch langes Üben eine zunehmende Lichtentfaltung bemerkbar macht. Es kann sein, dass sich die im Wurzel-Chakra eingefaltete, mächtige weibliche Kundalini-Energie durch die sieben Chakras erhebt und sich mit dem himmlischen Licht vereint. Diese mystische Hochzeit zeigt sich als mächtiges Lichterlebnis, sichtbar im Dritten Auge.

Meditation bedeutet immer Einswerdung. Alle Ebenen öffnen sich zum göttlichen Urgrund, zur spirituellen Ebene, die keine Dualität mehr kennt. Aus diesem Urgrund wird der ganze Mensch immer stärker erfüllt mit Licht. Die Entfaltung des inneren Lichtes kann, wie bereits erwähnt, im Dritten Auge wahrgenommen werden, und manifestiert sich zudem durch verschiedene, mediale Begabungen. Die Abstrahlung des Lichtes ist immer heilende Energie. Sie kann gezielt durch Auflegen der Hände weitergegeben werden oder auch durch stilles, mentales Wirken.

Die Öffnung zum Christus-Bewusstsein schenkt die Erkenntnis, dass alle Menschen ein großer Körper sind und dass in dieser Sphäre keine Trennung existiert. Die Welt zu den feineren Wesenheiten und Lichtengeln öffnet sich. Inspirationen fließen ganz subtil zu. Meditation gestattet den geistigen Lichtkräften, mit uns zu wirken. Überall wird uns dabei nun, oft auf erstaunlichste Weise, geholfen. Jeder Gedanke, den wir als Energieform in die geistige Dimension aussenden, möchte realisiert werden.

Als höchste Belohnung des Übens wartet die Erleuchtung. Sie setzt ungeahnte Kräfte des Geistes frei. Der harte Kern der physischen Welt wird aufgebrochen, und es erscheint eine Welt des Lichtes im hellsten Glanz. Jetzt weiß die Seele, dass alles Irdische vergänglich und nicht mehr so wichtig ist, dass hinter allem ein unendliches Licht waltet. Eine solche Berührung bedeutet Gnade, Glückseligkeit und Wonne.

Obwohl es verschiedene Meditations-Techniken gibt, ist der Pfad der Erleuchtung immer ein Weg der Stille. Echte Religion bedeutet Rückverbindung zum Urgrund des Lichtes und der Liebe. Alles Vordergründige wird dann als Manifestation des göttlichen Lichtes betrachtet. Die väterliche göttliche Einheit spiegelt sich schöpferisch und entäußert sich als Sohnschaft in diese Welt, durchdrungen von Weisheit und Intelligenz des Heiligen Geistes.

Das Ziel der geistigen Entfaltung ist es, zurück zur großen Einheit zu finden. Der Weg dahin geht durch

Stille und Leere. Die Verbindung zur geistigen Lichtwelt hilft uns zudem wesentlich, unseren Alltag besser zu bewältigen. Meditation führt zur Quelle von unerhörtem Reichtum von Weisheit, von Glückseligkeit und Frieden. Tiefe Erkenntnisse und Geistesgaben fließen ins Bewusstsein ein. Zu sehr danach streben führt jedoch nicht zum Ziel. Geschehenlassen und passives Wahrnehmen oder stilles Betrachten bringen uns hier weiter. Auch die stille Betrachtung alltäglicher Dinge ist Meditation und kann eine gute Übung für den Alltag sein.

Wahre Liebe kennt keine Abgrenzung und Unterscheidung. In Wahrheit gibt es keine Trennung. Der selbstlose Zustand öffnet alle Tore für mediale Arbeit. Alle Geistesgaben, wie sie Paulus in seinem 1. Brief an die Korinther (12, 1-11) beschreibt, kommen aus dem *einen* Geist.

Viele Gaben – ein Geist

Über die Gaben des Geistes aber will ich euch, liebe Brüder, nicht in Unkenntnis lassen.
Ihr wisst: als ihr noch Heiden wart, zog es euch mit Macht zu den „stummen Götzen".
Darum muss ich euch sagen, dass niemand Jesus verflucht, der durch den Geist Gottes redet; und niemand kann Jesus den Herrn nennen außer durch den heiligen Geist.
Es gibt verschiedene Gnadengaben; aber es ist ein Geist.
Und es gibt verschiedene Dienste; aber es ist ein Gott, der alles in allem wirkt.
Jedem Einzelnen wird die Offenbarung des Geistes gegeben zum Nutzen aller.
Dem einen wird durch den Geist gegeben, von der Weisheit zu reden;
dem andern wird gegeben, von der Erkenntnis zu reden, nach demselben Geist;
einem andern Glaube, in demselben Geist;
einem andern die Gabe, gesund zu machen, in dem einen Geist;
einem andern die Kraft, Wunder zu tun;
einem andern prophetische Rede,
einem andern die Gabe, die Geister zu unterscheiden;
einem andern verschiedene Arten von Zungenrede;
einem andern die Gabe, sie auszulegen.
Dies alles aber wirkt derselbe eine Geist und teilt jedem das Seine zu, wie er will.

Geschehenlassen und Betrachten

In einer Gruppe sollte das Bewusstsein gestärkt werden, dass es keine Zufälle gibt, sondern dass die höhere Führung jedes Zusammentreffen ermöglicht und erwünscht hat. Nicht wir sind die Macher, es wird für uns gemacht. Besonders Entscheidungen, welche die innere Entfaltung betreffen, werden subtil von den geistigen Helfern arrangiert. Aus dieser Erkenntnis heraus wächst auch für die Gruppe das Bewusstsein, dass jede Äußerung von einzelnen Mitgliedern von Bedeutung ist. Aufeinander hören und das Gehörte zu respektieren, stärkt das wachsende gegenseitige Vertrauen. Die zuströmenden Erkenntnisse im veränderten Bewusstseinszustand sind für alle Anwesenden eine immense Bereicherung.

Alle inneren Erlebnisse sind jedoch niemals willentlich beeinflussbar. Sobald etwas erwartet wird, geschieht nichts. Geschehenlassen in aller Stille ohne Erwartung ist die beste Voraussetzung für jedes Erwachen. Jeder ist in seinem So-Sein richtig. Es gibt auf dem spirituellen Weg keinen Wettbewerb des Fortschrittes. Jeder dient dem Anderen und dem Prinzip der Liebe. Werden Erfahrungen, Bilder und Symbole nach einer Meditation ausgetauscht, so verstehen wir die Welt der Symbole als Sprache der

Seele und als eine wunderbare Offenbarung für jeden Anwesenden.

Die geführten Meditationen zeigen einen Weg ins Geschehenlassen, in die eigene Passivität, in das eigene Gefäß-Werden für das Wirken Gottes. Sie erlauben kurze Einblicke in die Tiefe der Seele und entschleiern die unfassbare kosmische Dimension des göttlichen Seins.

Oft zeigen die inneren Bilder symbolisch die momentane eigene Situation. Manchmal zeigen sich Bilder aus der verborgenen Vergangenheit der Seele – bis hin zu den unergründlichen Dimensionen des kosmischen Bewusstseins. Diese Bilder sind eine großartige Hilfe zur Selbsterkenntnis und zur Entfaltung der spirituellen Kräfte. Sie bewirken nachhaltig eine zunehmende Verfeinerung des ganzen Menschen. Damit die Bilder aus der Tiefe entstehen können, ist es von großer Wichtigkeit, bei den geführten Meditationen genügend Zeit zum Erleben zu geben.

Bilder-Meditationen erzeugen kreative Energien. Ihre Sprache drückt sich durch Symbole aus. Träume und Märchen sprechen die gleiche Seelensprache. Die höhere Wirklichkeit spricht in der meditativen Versenkung in Bildern, die aus der Tiefe des Verborgenen an die Oberfläche des Bewusstseins emporsteigen. Diese Möglichkeit schafft somit persönliche Erkenntnisse der tieferen Schichten des eigenen Bewusstseins.

Chakras oder innere Lichter

Der meditierende Mensch wird lichtvoller und durchlässiger für feinstoffliche Energien. Er durchschreitet die Ebene der materiellen Welt, die Welt der Sinne. Diese Ebene ist vergänglich und vordergründig. Dasjenige aber, was *hinter* dieser Ebene wirkt, ist ewig und liegt außerhalb der Illusion von Zeit und Raum. Obwohl der Mensch die Ebene der materiellen Welt transformieren kann, bleibt er mit seinem Wesen ein Teil der Erde und ist ein Teil des Himmelslichtes. Seine Lichtseele oder der Lichtkörper wird in einem irdischen Körper geatmet vom kosmischen Bewusstsein. Sieben Lichter oder sieben Chakras, die Energiezentren, dienen als Öffnung zum kosmischen Licht.

Leider bleibt bei den meisten Menschen die Erkenntnis der inneren Wahrheit verborgen. Sie verharren im Eigenwillen, in Sorgen, Nöten und Ängsten. Depression und Hoffnungslosigkeit zeigen, wie weit sie aufgrund von geschlossenen Chakras entfernt sind von Frieden und Freude. Meditation ist ein guter Weg, um aus den seelischen Nöten zu entsteigen. In unserem Innern liegen viele Schätze von Freude, Glückseligkeit und Frieden bereit. Es gilt nur, sie zu entdecken und zu heben. Dann sind die inneren Lichter angezündet.

Manifestiertes göttliches Licht weist verschiedene Ebenen auf. Die Ordnungszahl Sieben scheint ein kosmisches Muster darzustellen. Sie ist auf allen Ebenen zu finden: Das Licht bricht sich in sieben Farbfrequenzen, wie es der Regenbogen auf wunderbare Weise zeigt. Töne weisen eine Siebenerstruktur auf. Das göttliche Schöpferwerk war nach sieben Tagen vollendet. Unsere Woche hat sieben Tage. In sieben Sphären der Schöpfung atmet und lebt der Mensch mit den sieben Energiezentren, die wir Chakras (Sanskrit: *Rad)* nennen.

Der Lichtkörper weist sieben Energiewirbel oder Chakras auf, durch die die kosmische Energie ein- und ausströmt. „Lotosblüten" werden diese inneren Lichter in der östlichen Mystik auch genannt. Je mehr der Mensch durchströmt wird vom Licht des Himmels, desto mehr leuchten seine Chakras. Seelische Leiden, falsche Anhaftungen und Ich-Bezogenheit blockieren und verdunkeln jedoch diese Energiezentren. Blockierte Chakras sind die Ursache von mangelhafter Verteilung der Lebensenergie in den Organen und Meridianen. Körperliche Beschwerden und gesundheitliche Störungen resultieren daraus. Da die Chakras ganz eng mit den Körperdrüsen verbunden sind, ist zudem die Körperchemie mit dem seelischen Befinden gekoppelt.

Ich beschreibe hier die sieben Chakras ganz kurz und verweise für Näheres auf mein Buch *Lichtbahnen-Selbstheilung* (siehe Literaturverzeichnis), in dem die sieben Ebenen des Menschen eingehend beschrieben sind. Dort zeige ich auf, wie Chakras umgepolt werden können, wenn sie geschlossen sind. Auch die sieben Sätze des höchsten Gebets der Christenheit, des *Vaterunsers,* sind ein Spiegel aller geistigen Gesetze.

Die sieben Chakras und Regenbogenfarben sind:

Rot	Wurzel-Chakra	Ich-Wille zum körperlichen Sein
Orange	Sakral-Chakra	Du und Ich – Spiegel
Gelb	Solarplexus-Chakra	Integration, Nahrung, Emotionen
Grün	Herz-Chakra	Selbstlose Liebe, Christus-Licht
Hellblau	Hals-Chakra	Inspirationen, Kommunikation
Indigo	Stirn-Chakra	Geistiges Sehen
Violett	Scheitel-Chakra	Himmlische Sphären

Die drei unteren Chakras weisen auf die erdgebundenen Bedürfnisse hin, die drei oberen Chakras öffnen zur Trinität der göttlichen Kraft. Die Mitte des Herzens ist das Zentrum der Liebe, aus dem das himmlische Licht auf dieser Erde seinen Ausdruck findet.

Die Wirkung der Meditationspraxis

Die Liebe des Menschen öffnet sein Herz-Chakra, und in Verbindung mit dem göttlichen Urgrund fließt ein zartes Lichtfluidum zu seinen Mitmenschen oder zur ganzen Schöpfung hin. Hier ist das Potential der Einswerdung und Verschmelzung mit allem Sein. Das göttliche Licht entfaltet sich hier durch die Liebeskraft. Das gleichschenklige Kreuz zeigt die Durchdringung von göttlichem Licht und die Verschmelzung von Geist und Materie.

Praktische Hinweise für Gruppenleiter

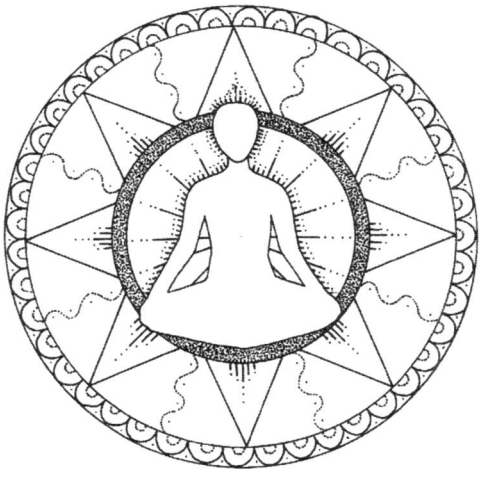

Ablauf einer geführten Meditation

Nun möchte ich Sie in die Kunst der Leitung einer Meditationsgruppe einführen. Diese heilige Kunst bietet eine Fülle von Segen aus der geistigen Welt und ist für jeden, der sich vorgenommen hat, eine Übungsgruppe zu bilden, eine immense Bereicherung. Das Ziel der Meditation ist es, allen Übenden der Gruppe Wohlbefinden für Körper und Seele zu schenken. Durch Ruhe und Stille dehnt sich der Lichtkörper aus, und es entsteht ein leuchtendes Energiefeld in der ganzen Gruppe. Dies ermöglicht ein heilsames Lösen von Blockaden in den Lichtbahnen und Chakras, so dass die Übenden durch ihre Meditationen gestärkt und mit Licht und neuer Kraft durchströmt in den Alltag zurückkehren können.

In den nachfolgenden Kapiteln finden Sie Vorlagen für lichtvolle Meditationen, wie sie zu Beginn ohne weiteres langsam von der Vorlage gelesen werden können. Mit der Zeit und mehr Praxis wird sich die geistige Welt wunderbar manifestieren durch eigene Impulse und Inspirationen. Hier ist ein kurzer Überblick, wie Sie die Meditationen aufgliedern können:

1. *Begrüßung und Motivation*
2. *In die Entspannung führen, Gedankenruhe und innere Ruhe durch Beobachten des Atemrhythmus*

3. *Körper beobachten und Bewusstsein in diverse Körperpartien führen, Energiefluss und Lichtbahnen fühlen*

4. *Bewusstsein in Chakras lenken*

5. *Kontakt mit den geistigen Helfern suchen*

6. *Visualisieren oder Bilder aus der höheren Lichtwelt entstehen lassen*

7. *Ruhephase der inneren Stille*

8. *Hände auflegen und Blockaden lösen (fakultativ)*

9. *Zurückführen ins Körperbewusstsein*

10. *Schlusswort und Danken, Austausch (fakultativ)*

Hier ein paar Erläuterungen zum praktischen Leiten einer Meditationsgruppe:

Die äußeren Bedingungen

Der Raum sollte wohl temperiert und ruhig sein, damit die Stille nicht von außen gestört wird. Als Sitzgelegenheit können Stühle, kleine Meditationsbänke oder Kissen dienen.

Es gibt verschiedene Möglichkeiten von Körperhaltungen beim Meditieren. Für uns westliche Menschen ist die im Osten praktizierte Haltung im

Lotossitz, das heißt mit gekreuzten Beinen auf dem Boden sitzend, oft nicht so leicht einzunehmen und für viele von uns auch mit großen Schmerzen verbunden. Diese würden natürlich nur störend wirken auf eine tiefe Versenkung, obgleich der Lotossitz die bevorzugteste Stellung wäre. Es gibt nun sehr schöne Meditationskissen, die in gewünschter Höhe eine gute Sitzunterlage sind. Sie ermöglichen eine Haltung im Lotossitz ohne Beschwerden. Eine spezielle kleine Meditationsbank erlaubt es dem Meditierenden, die Unterschenkel unter dem Bänklein hindurch zu schieben. So kniet er sitzend auf dem Boden, mit aufrechter Wirbelsäule, und kann dies lange ohne Beschwerden tun. Auch ein gewöhnlicher Stuhl kann durchaus dienlich sein. Es ist hier wichtig zu beachten, dass der Rücken nicht angelehnt wird, sondern frei und aufrecht bleibt. Die Füße sind dann fest mit dem Boden verbunden.

Die liegende Stellung kann ausnahmsweise erlaubt werden, wenn der Körper nicht in der Lage ist, lange zu sitzen. Die Gefahr des Einschlafens ist hier allerdings sehr groß. Zudem zieht sich das Bewusstsein des Energiestromes, der den Menschen kreativ als Geschöpf zwischen Himmel und Erde durchflutet, zurück.

Eine sanfte Hintergrundmusik kann die Meditation unterstützen, ist aber fakultativ. Gute Räucherstäbchen oder feine Duftessenzen geben dem Raum eine besondere Schwingung.

Sprache und genügend Raum geben
Sprechen Sie so, dass alle Meditierenden die Worte ohne Anstrengung verstehen können. Wichtig ist zudem, dass zwischen den Sätzen genügend Zeit gegeben wird, um das Gesprochene als Bild entstehen zu lassen oder in der Stille nachvollziehen zu können. Das erhöht die Wirkungskraft der heilenden Worte erheblich, ja ermöglicht sie erst.

Die innere Wirkung der geführten Meditationen
Meditationen führen in die Tiefe der Seele. Die Bilder können von starken Emotionen begleitet sein, denn sie können verdrängte Gefühle an die Oberfläche bringen. Erst die Stille erlaubt es, die Gefühle wahrzunehmen. Unruhige Gedankentätigkeit trennt von dieser heilsamen, subtilen Wahrnehmung. Manche Menschen entdecken erst durch meditative Versenkung die eigenen Gefühle und sind dann überrascht, wenn sie unerwartet damit konfrontiert werden Dazu möchte ich betonen, dass fließende Tränen eine willkommene, reinigende Wirkung haben. Es geschieht oft, dass die erhöhte Schwingung in der Gruppe eine innere Bewegung erzeugt, die Tränen auslösen kann. Dies ist eine wunderbare Reinigung und ein gutes Zeugnis innerer Lebendigkeit. Tränen reinigen die Seele, und es gibt kein besseres

Reinigungsinstrument für unsere Emotionalebene als Tränen.

Die verschiedenen Phasen der geführten Meditation

Körperliche Blockaden zeigen sich ganz deutlich in der ersten Phase der Meditation. Sie können sich als Schmerz oder Kälte zeigen und lösen sich allmählich durch die Tiefe der Entspannung auf. Es kann Hustenreiz entstehen oder auch vermehrtes Gähnen. Solche Reaktionen sind willkommene Anzeichen von der einsetzenden Entspannung, und es ist völlig normal, wenn sich in der ersten Phase solche körperliche Reaktionen zeigen. Es ist die Reaktion des Körpers auf die Umstellung von einer zu starken Anspannung in die Entspannung.

In dieser ersten Phase der Meditation zeigen sich die eigenen Empfindungen, Gefühle und Gedanken ganz deutlich. Oft wird auch eine Ausdehnung des eigenen Körpers erlebt. Es entsteht ein Gefühl der Schwerelosigkeit oder Leichtigkeit. Die Aura dehnt sich aus, und bereits diese Ausdehnung bewirkt eine bessere Durchströmung der Lebensenergie in den Lichtbahnen und löst Blockaden im Energiesystem auf. Tiefer Frieden erfüllt zunehmend das seelische Befinden. Durch bewusstes Atmen füllt sich der Körper mit Lebensenergie. Strömende Lebensenergie heißt aber auch Gesundheit, Heiterkeit und Freude.

In der zweiten Phase tritt das eigene Bewusstsein zurück und gibt Raum für Symbole, für Bilder, für Visionen aus der himmlischen Lichtwelt. Dieser Dimension sind keine Grenzen gesetzt. Das Eintauchen in diesen inneren Raum öffnet die Tore zu den Geheimnissen der Mystik.

In der dritten Phase wird oft eine Verschmelzung des eigenen Ich mit dem göttlichen Licht erlebt. Diese Phase ist eine wahrhaft heilende Kraftquelle für Seele und Körper. Solche Erlebnisse werden unauslöschlich im Bewusstsein gespeichert und bilden die Grundlage für eine weitere harmonische spirituelle Entfaltung und für die bevorstehende Lebensaufgabe.

In der vierten Phase führen Sie die Teilnehmer Ihrer Meditationsgruppe wieder ins Körperbewusstsein zurück. Dazu geben Sie ihnen die Anweisung, sich wieder körperlich zu fühlen, die Finger zu bewegen, die Arme zu strecken und die Augen zu öffnen. Lassen Sie danach noch einen Moment die Ruhe im Raum nachklingen.

Am Schluss bedanken Sie sich für die schöne gemeinsame Erfahrung. Die Teilnehmer können dann auch ihre eigenen, in der Meditation gemachten Erfahrungen austauschen, wenn sie es möchten. Gestärkt und bereichert wird die Gruppe dann von Ihnen verabschiedet.

Verschiedene Meditationsmethoden

Die in meinem Buch zusammengestellten und von mir vielfach in Seminaren und Meditationsgruppen durchgeführten Meditationen eignen sich hervorragend für Gruppenmeditationen. Sie helfen den Geist zu beruhigen, die Seele durch die inneren Bilder zu stärken und den Körper mit heilendem Licht zu durchströmen.

Zur allgemeinen Information möchte ich an dieser Stelle noch ganz kurz einige Übungs- und Entspannungsmethoden vorstellen, die alle in die Tiefe des eigenen Inneren führen. Alle aufgeführten Möglichkeiten dienen zudem der Selbsterkenntnis und sind eine Brücke zur unsichtbaren geistigen Welt des Lichtes mit allen uns dienenden, liebevollen Lichtwesen.

AUTOGENES TRAINING   Eine auf Autosuggestion basierende Entspannungsmethode, in welcher bestimmte Sätze wiederholt und in bestimmte Körperteile gelenkt werden. Das Autogene Training wurde um 1930 vom Berliner Psychiater Johannes Schultz entwickelt und ist zu einer weit verbreiteten und anerkannten Methode geworden zum Abbau von Stress und psychosomatischen Störungen. Zur Beruhigung des Geistes ist es zudem ein guter Einstieg für Anfänger.

Visualisieren Visualisieren imaginativer Bilderwelten und darin eintauchen. Das Üben dieses Weges und unserer Vorstellungskraft schenkt wichtige Erkenntnisse des eigenen Seeleninhaltes in Form von symbolischen inneren Bildern.

Kontemplation Fließende Gedanken in der Betrachtung eines Gegenstandes aus der materiellen Welt oder eines Gedankens, z. B. eines Bibelzitats, in Verbindung mit dem göttlichen Ursprung.

Achtsamkeit Bündelung des Bewusstseins im Hier und Jetzt, in Stille oder in Bewegung, beim Denken und Handeln. Auch automatisch ablaufende Funktionen wie Gehen, Atmen oder Sinnesempfindungen soll der Übende bewusst wahrnehmen lernen und die Haltung des „reinen Beobachtens" einnehmen. Eine wunderbare Übung im alltäglichen Tun!

Mantras Anrufung von geistigen Kräften durch heilige Worte oder Namen erzeugt die Rückverbindung zum göttlichen Licht. Heilende Schwingungen reinigen hier zudem das Energiefeld.

Mandalas Ein Mandala (Sanskrit: *Kreis, Bogen*) ist die symbolische Darstellung kosmischer Kräfte. Mandalas sind in geometrischer Anordnung gemalte Bilder mit zentrierender Mitte. Sie dienen als Meditationshilfe und spielen in den *Thangkas* des tibetischen Buddhismus und den *Yantras* Indiens eine große Rolle, sind aber auch bei uns beheimatet. Mandalas unterstützen die Konzentration des Bewusstseins auf einen kleinsten Punkt und führen in die eigene Mitte.

TÖNE   Harmonische Klänge, insbesondere Musik mit Obertönen, bringen den ganzen Lichtkörper in Bewegung und haben eine transformierende Wirkung. Sie heben das Bewusstsein in höhere Sphären.

ZEN-MEDITATION   Leere und tiefes Schweigen in Sammlung des Geistes in der Versenkung sind das Ziel dieser japanischen Meditationsform. Alle Unterscheidungen zwischen Ich und Du, Subjekt und Objekt sollen im *Zazen* (wörtlich *Sitzen in Versunkenheit*) aufgehoben werden. In einer der Zen-Richtungen dienen *Koans* als Mittel der Konzentration – paradoxe und daher nicht verstandesmäßig beantwortbare Rätsel, die den Meditierenden über das Denken hinausführen sollen.

HATHA YOGA   Die im Westen wohl bekannteste Yoga-Form. Strebt Kontrolle der Lebensenergie durch Reinigungsübungen und bestimmte Körperhaltungen, die *Asanas* an. Ein Hauptziel der Übungen ist es, *Ha* (Sonnenatem) mit *Tha* (Mondatem) zu vereinen, damit die im Wurzel-Chakra eingerollte Kundalini durch die sechs Chakren aufsteigen kann.

Karma Yoga Vervollkommnung durch selbstloses Tun und gute Werke, die der Übende im Dienste seiner Mitmenschen und aller fühlenden Wesen ausführt. Hier wird jede Handlung und ihre Ergebnisse Gott als Opfer dargeboten.

Bhakti Yoga Ein *Weg der Liebe und Hingabe* (wörtlich aus dem Sanskrit) an Gott. Der Übende sucht durch Verehrung und Entwicklung intensiver Liebe zu den vielen Aspekten Gottes nach inniger Verschmelzung mit Ihm.

Jnana Yoga Dieser *Weg der Erkenntnis* (wörtlich aus dem Sanskrit) hat zum Ziel, durch Unterscheidungsvermögen und Erkenntnis zu Gott zu finden – zu Brahman, der *einen* unvergänglichen, ewigen Wirklichkeit. Spirituelle Wahrheiten erlernen, erkennen und verstehen, zudem Förderung der eigenen intuitiven Weisheit.

Tai Ch'i Meditative Bewegungen werden begleitet von Geist und Atem. Diese aus China zu uns gekommene Bewegungsform ist eine wohltuende und zentrierende Meditation in Bewegung, die das *ch'i* zum Strömen bringt und den Geist beruhigt.

Vipassana Das Bewusstsein begleitet den Atem. Buddhistische Meditationspraxis zur Beruhigung des Geistes und Einsicht in die Vergänglichkeit des Daseins.

Pranayama Diese Meditation (wörtlich aus dem Sanskrit *Beherrschung des Prana*) ist eine Form des Hatha Yoga. Sie erstrebt Selbstentfaltung durch gezielte Atemübungen. Diese können auch mit einem Mantra verbunden werden.

Geführte Meditationen

Seelenbilder in Landschaften

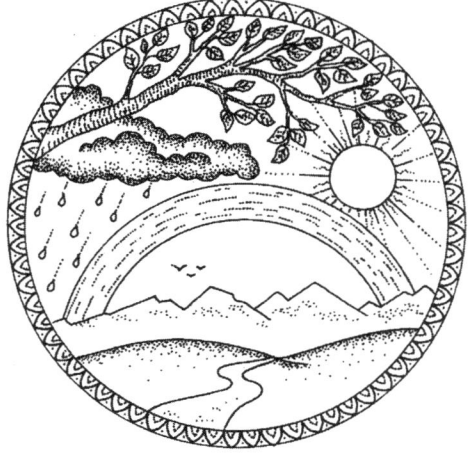

Sanctus-Vision

Für eine kurze Weile löse ich mich vom Äußeren und begebe mich in die Stille meines inneren Raumes.

Alles um mich wird ruhig und eine Schwingung von Behaglichkeit breitet sich aus.

Ich sitze oder liege locker und bequem auf meiner Unterlage. Mein Körper ist schwer und entspannt. Kein Kleidungsstück beengt mich.

Jetzt schließe ich die Augen. –

Ich achte auf das Ein und Aus des Atems.

Tief und ruhig verströme ich mich vom Kopf bis zum Becken bei jedem Aus.

Bei jedem Ein werde ich Gefäß und fülle meinen ganzen Bauchraum, meine Brust, meinen Hals und begleite den Atemstrom bis zum Kopf.

Ein und Aus.

Kosmische Kräfte als Yin und Yang atmen mich und schenken mir Lebenskraft mit jedem Atemzug. –

Immer tiefer wird meine Ruhe.

Jetzt achte ich auf das Befinden meines Körpers.

Mein Kopf ist leicht nach vorne geneigt.

Die Kopfhaut entspannt sich, meine Stirn glättet sich und fühlt sich angenehm kühl an.

Angenehm entspannt sind meine Augen, die Ohren, meine Lippen.

Meinen Unterkiefer lasse ich leicht nach unten fallen.

Das Schulter-Nacken-Feld ist warm und weit. Alle Verspannungen und Blockaden lösen sich.

Die Wirbelsäule ist aufrecht und wird kräftig mit Energie durchströmt.

Meine Bauchdecke hebt und senkt sich ganz locker durch das Ein und Aus des Atemstroms.

Das Gesäß ist weit und entspannt.

Leicht und locker ist die Muskulatur der Beine.

Ich spüre meine Füße auf der Unterlage. Sie sind warm und offen.

Mein ganzer Körper ist nun ruhig, entspannt und schwer. –

Immer tiefer wird meine Ruhe, und meine innere Stille füllt allen Raum.

Das Äußere nimmt ab und das Innere wird größer.

Eine wunderbare Geborgenheit breitet sich aus. –

Immer besser nehme ich eine tiefe Verbindung zu den kosmischen Kräften wahr. Yin und Yang durchströmen mich.

Ich spüre die Berührung zum Boden und zur Unterlage, spüre die Verbindung zur Erdenmutter.

Sie gibt mir eine Energie von Ruhe, Schwere und Entspannung.

Mit jedem Ein des Atems verbinde ich mich mit dieser liebevollen, mütterlichen Erdenkraft.

Sie formt alle Materie. Sie formt meinen Leib, der ein Tempel des göttlichen Lichtes ist. –

Mit jedem Aus des Atems verbinde ich mich mit der lichtvollen Energie des Himmelsvaters.

Mit dem obersten Punkt des Kopfes öffne ich mich zur kosmischen Dimension des göttlichen Seins.

Wenn immer ich mich öffne, strömt eine mächtige Energie von Licht und Liebe über meinen Kopf. Sie strömt über die Schultern, über die Arme bis in die Hände. Sie strömt über den Rücken, über den Bauch, die Hüften, über die Knie bis zu den Füßen.

Sie umhüllt mich wie ein zärtlicher Schutzmantel aus Licht und Liebe.

Sie durchdringt mich, und jede Zelle meines Körpers wird gestärkt von dieser heilenden, göttlichen Lichtenergie. –

Ich bin jetzt innerlich vorbereitet, die Bilder einer Seelenreise zu erleben und zu betrachten.

Vor mir öffnet sich ein Torbogen zu einer lichtvollen Landschaft.

Langsam begebe ich mich dorthin und sehe vor mir eine große Weite, meine Seelenlandschaft.

Die Sonne scheint hell und warm.

Eine bunte Wiese breitet sich unter meinen Füßen aus.

Über die Wiese führt ein schmaler Pfad. Schritt für Schritt folge ich diesem Weg. –

Er führt mich zum Ufer eines Teiches.

Von saftigem Grün umgeben, ruht das Wasser still und friedlich vor mir.

Seerosen breiten sich wie ein zarter Teppich aus. Sie warten auf die wärmenden Sonnenstrahlen.

Eine leicht gewölbte Brücke führt über den Teich. Langsam bewege ich mich zur Brücke hin. Ich stehe jetzt in der Mitte der Brücke und schaue hinunter in das stille Gewässer. –

Leise fließen nun zarte Lichtströme auf die farbigen Blüten der Seerosen, und ich sehe, wie sie sich langsam in den schönsten Farben des Regenbogens entfalten.

Eine zarte Brise scheint das Wasser leicht in Bewegung zu bringen.

Leise kräuselt sich die Oberfläche. –

Jetzt versuche ich, in die Tiefe des Wassers hinein zu schauen und nehme alles aufmerksam wahr, was ich in der Tiefe des Teiches entdecke. –

Meine Seelenwanderung führt mich jetzt weiter. Ich gehe langsam über die Brücke und sehe vor mir eine breite, weiße Treppe, die nach oben führt.

Im strahlenden Sonnenlicht erblicke ich am Ende der Treppe einen prächtigen, weißen Tempel.

Stufe um Stufe steige ich hinauf.

Hin und wieder muss ich anhalten und tief durchatmen.

Fast bin ich am Ende der Treppe angelangt.

Ich schaue um mich und sehe eine weite Landschaft. Sie breitet sich vor meinen Augen aus, und ich betrachte alles ganz genau.

Von weitem höre ich auf einmal eine zarte Melodie. Sie kommt aus dem Inneren des prächtigen Gebäudes. Es lockt und zieht mich dorthin.

Jetzt stehe ich vor einem weit geöffneten Tor.

Langsam bewege ich mich zu einem lichtvollen Innenraum. Alle Wände, alle Decken sind bedeckt von funkelnden, farbigen Kristallen.

Lichtstrahlen blitzen auf und verschwinden wieder. Ihre sanften Berührungen erzeugen eine wunderschöne, zarte Sphärenmusik. –

In der Mitte des Tempels stehe ich und lausche den himmlischen Tönen. –

Mit großer Zärtlichkeit umhüllen und berühren mich jetzt die glitzernden, farbigen Lichtstrahlen. –

Zarte Lichtströme von Rot umfluten mein Wurzel-Chakra und stimulieren meinen ganzen Unterleib.

Helle Strahlen von Orange berühren mein Sakral-Chakra und geben mir eine Vibration von Heiterkeit im ganzen Unterbauch.

Leuchtende Ströme von Gelb umfließen mein Solarplexus-Chakra und belichten meinen Oberbauch.

Zarte Lichtströme von Grün berühren mein Herz-Chakra und harmonisieren meinen ganzen Brustbereich.

Zart schimmerndes Hellblau umflutet mein Hals-Chakra und verbreitet eine Vibration von Offenheit in meiner ganzen Halsgegend.

Nun berühren mich geheimnisvolle, indigofarbene Lichtströme in meinem Dritten Auge und bereichern mich mit Intuition und Weisheit.

Kräftige und doch liebliche Ströme von Violett berühren mein Scheitel-Chakra und öffnen mich zur unermesslichen, kosmischen Dimension.

Ich bade in allen sieben Farben des Regenbogens.

Alles Dunkle löst sich auf. Ich erlebe eine große Reinigung und Erneuerung, und ich werde geheilt durch die sanften, liebevollen Lichtströme der funkelnden Kristalle. –

Zu meinem Erstaunen entdecke ich jetzt ein verborgenes Tor, das sich langsam vor mir öffnet. Ein blendendes Licht übertrifft alles, was ich bis jetzt erlebt habe. Unaufhörlich versprühen sich weiße Lichtstrahlen wie aus einem mächtigen, großen Diamanten.

Die Strahlen sind aus reinster Liebe.

Freude und Entzücken durchdringen mich. –

Ich erhebe meine Arme, und mein Herz öffnet sich in inniger Liebe. Strahlendes Licht durchdringt mich, und mein Herz jubelt vor Freude. –

Es ruft aus mir: Heilig bist Du – Du, mein inneres Sanctus!

Christus-Licht in meinem Herzen, Du strahlende Geist-Sonne!

Alles Dunkle löst Du auf mit Deinem Licht. Du durchdringst mich und umhüllst mich, wie ein zärtlicher Schutzmantel.

Dein heilendes Liebeslicht durchdringt jede Zelle meines Körpers und gibt mir neue Kraft und Energie.

Alles, was ich brauche, kommt von Dir. Nach Deinem Willen geschehe alles in mir und um mich.

In jedem Menschen bist Du verborgen und verströmst Dich als Energie der Liebe.

Tiefes, ewiges ICH BIN, das Du in mir bist und ich in Dir, das Du überall bist und doch verborgen bleibst.

Als strahlendes Licht bist Du in mir und machst mein Inneres zu Deinem Heiligtum. –

Auf einmal spüre ich, dass ich nicht allein bin. Eine liebliche Lichtgestalt nähert sich mir und reicht mir zärtlich die Hand.

Sanft führt sie mich zurück zum Eingangstor des prächtigen Kristalltempels. Liebevoll erklärt sie mir mit sanfter Stimme die tiefe Bedeutung meiner Seelenreise. –

„Du hast, als Du von der Brücke aus in die Tiefe des Teiches geschaut hast, in Deine eigenen Gefühle geschaut. Vieles liegt da im Verborgenen. Die Bilder, die Du gesehen hast, zeigen Dir deine wässrige Gefühlsseite. Was Du in der Tiefe des Teiches entdeckt hast, gehört zu Dir, nimm alles liebevoll an. Was Du hier als Symbole gesehen hast, möchte jetzt aus Deiner eigenen Tiefe aufsteigen und ans Tageslicht kommen. –

Als Du die weiße Treppe hinaufgestiegen bist, hast Du von oben in Deine jetzige Lebenslage geschaut. Du hast eine Landschaft gesehen, die Deine Gedanken, Deine Situation sinnbildlich zeigt. –

Aber Du hast auch diese Seite hinter Dir gelassen und bist noch weiter aufgestiegen. Du bist in eine viel feinere Schwingungsfrequenz eingetreten, in Deine eigene göttliche Dimension. Hier wurdest Du gereinigt und geheilt. Komme, so oft es Dir möglich ist, hierher, denn hier findest Du Deine wahre Kraftquelle, die immer auf Dich wartet und sich immer wieder von neuem über Dich verströmt. –

Du hast das Heiligste, Kostbarste geschaut: Göttliches Licht. Du hast das Hohe Sanctus an Körper und Seele erfahren und wurdest in Liebe und Freude gehüllt." –

Ich lausche und spüre, dass sich mein Schutzengel liebevoll zu mir beugt. Er flüstert mir leise eine Botschaft ins Ohr.

Dankbar nehme ich die leisen Worte wahr und bedanke mich mit freudigem Herzen dafür. –

Ich spüre, dass ich nicht länger hier bleiben kann und nehme Abschied von der liebevollen Engelsgestalt. Langsam begebe ich mich aus dem Tempel, hin zur weißen Treppe. –

Ich schaue nochmals zurück.

Alles in mir ist jetzt still und reich. Liebe, Freude und Frieden wiegen mich sanft.

Jetzt weiß ich, ich bin verbunden mit dem Lichtstrahl der ewigen göttlichen Liebe.

Alles, was ich brauche, finde ich in mir, in meiner eigenen Stille.

Jetzt weiß ich, dass eine nie versiegende Quelle der göttlichen Liebe immer für mich da ist, wann immer ich mich dafür öffne. –

Stufe um Stufe steige ich die Treppe hinunter. Leichten Schrittes gehe ich über die Brücke und komme zum Ufer des Teiches zurück.

Mein Pfad führt mich zurück über meine bunte Wiese zum Torbogen, zum Ausgangspunkt meiner Seelenreise. –

Die inneren Bilder verblassen und ich komme dankbaren Herzens in mein Tagesbewusstsein zurück. Ich spüre meinen Körper, bewege meine Hände und Arme, recke und strecke mich, atme tief durch und öffne jetzt die Augen. –

Gestärkt und bereichert durch meine innere Kraftquelle kehre ich zurück in meinen Alltag und verbreite Licht und Liebe, wo immer es nötig ist.

Seelenbaum

Locker und entspannt sitze ich mit aufrechter Wirbelsäule auf einer bequemen Unterlage. Das Äußere lasse ich los und öffne mich der Stille meines Herzens. Ich schließe die Augen.

Tief und ruhig atme ich ein und aus. Mit jedem bewussten Atemzug werde ich ruhiger, zentrierter und entspannter.

Göttliche Energie atmet mich und schenkt mir Lebenskraft. Prana durchströmt mich.

Jedes Aus des Atems verbindet mich mit der verströmenden Lichtenergie des Himmlischen Vaters – jedes Ein des Atems mit der aufnehmenden Energie der Erdenmutter. –

Jetzt achte ich auf die Unterlage, die mich trägt. Ich bin in Berührung mit der Kraft der Erdenmutter. Ihre Energie macht mich ruhig, entspannt und schwer.

Meine Füße berühren den Boden, sie sind warm und weit. Meine feinstofflichen Wurzeln an den Fußsohlen dringen tief in die Erde und nehmen Yin-Energie auf, die im ganzen Körper auf wunderbare Weise verteilt wird. In jedes Organ, bis in die kleinste Zelle, fließt fortwährend Energie der Erdenmutter in Harmonie mit der Energie des Himmelsvaters.

Yin und Yang wiegen mich mit jedem Atemzug auf sanfte Weise. Ich fühle mich geborgen in mir selbst. –

Die Kraft der Erdenmutter formt meinen Körper zu einem Gefäß, das in liebevoller Weise belebt wird vom Licht des Himmlischen Vaters.

Immer tiefer wird meine Ruhe und Entspannung. Ich ruhe in mir selbst. Nichts will ich erreichen. Ich lasse es geschehen.

Frieden und Freude weiten sich in mir. –

Ich bin jetzt bereit in tiefer Stille ein Bild zu betrachten.

Vor meinem inneren Auge sehe ich jetzt einen großen, kräftigen Baum.

Mächtig steht er da mit weit ausladenden Ästen.

Das Grün der Blätter leuchtet im Sonnenschein.

Nun entdecke ich, dass aus jedem Blättchen feinste Lichtstrahlen strömen, die von zartesten Wesenheiten im Äther eingewoben werden. Eine zarte Melodie begleitet das wunderbare Lichtspiel.

Die Wurzeln des Baumes reichen tief in die Erde hinein. Nun sehe ich ganz klar, wie er Wasser und Nährsalze aus der Tiefe der Erde aufnimmt.

Auch hier entdecke ich feine Wesenheiten, die ohne Unterlass in der Tiefe der Erde, an den Wurzelhaaren wirken. Emsiges Treiben herrscht hier.

Nährende Säfte strömen unaufhörlich aus dem Boden in alle Äste, in alle Zweige bis in jedes kleinste Blättchen.

Überall wird Nahrung verteilt, gemäß den wunderbaren Gesetzen der Natur.

Die Zweige und die Blätter recken sich, von einem göttlichen Impuls berührt, der Sonne entgegen.

Hell und kräftig leuchtet das Grün des prächtigen Baumes und vibriert im strahlenden Licht.

Liebevoll nimmt er das helle Licht der Sonne in sich auf und wandelt es um.

Das Licht strömt in meinen prächtigen Seelenbaum und verdichtet sich. Aus der dunklen Erde strömen Wasser und Nährsalze dem Lichte entgegen und werden immer leichter.

Es sind die vereinten Kräfte von unten und von oben, die er als feinstes Lebenselixier in den Äther verströmt.

Selbstlos steht er da und verschenkt sich ohne Unterlass. Er verströmt sich und erzeugt Leben und Wachstum, weil sein Wesen reine Liebe ist.

Unzähligen kleinen Lebewesen gibt er Schutz und Nahrung.

Seine ganze Größe kann er zu einem winzigen Samenkorn einfalten, damit er sich zu einem andern Zeitpunkt wieder entfalten kann. –

Ich fühle die große Kraft und Liebe, die aus der Seele des Baumes strömt. Er ist mein großer Bruder. Beide sind wir verdichtetes, göttliches Licht.

Er kann lieben oder leiden wie ich.

Sein Atem schenkt Leben und nährt mich wie alle übrigen Lebewesen. Ohne Sauerstoff gibt es kein Leben.

Ununterbrochen verschenkt er liebevoll sein Lebenselixier.

Ich danke dir, du lieber Baum, für deinen mütterlich nährenden Schutz des Lebens. –

Nun sehe ich vor meinem inneren Auge, dass ich selbst wie ein Baum im göttlichen Lichte stehe.

Mit ausgebreiteten Armen stehe ich da und richte mich nach dem Lichtstrahl der göttlichen Geistsonne.

Mit den Füßen stehe ich auf dem Boden.

Durch den obersten Punkt des Kopfes, mein Scheitel-Chakra, strömt ein helles Fluidum von Licht und Liebe über meinen Kopf.

Ich öffne mich zum heilenden Lichtstrahl der allumfassenden Liebe.

Göttliches Licht strömt über meine Schultern, über die Arme bis in die Hände. Es strömt über den Rücken, über den Bauch, über die Hüften und Beine bis zu den Füßen.

Energie von Licht und Liebe umhüllt mich wie ein zärtlicher Schutzmantel.

Heilendes Liebeslicht durchdringt mich. Bis in die kleinste Zelle meines Körpers fließt göttliches Licht.

Meine Chakras entfalten sich wie Lotosblüten in den schönsten Farben des Regenbogens.

Göttliches Sein öffnet mein Herz in Freude. Die Liebe meines Herzens strömt als helles Licht in meine ganze Umgebung. Ich verschenke und bekomme gleichzeitig.

Ich bin ein lebendiges Gefäß, ein Tempel des kosmischen Lichtes. Göttliche Energie wirkt durch mich und um mich. Alles um mich ist göttlich.

Überall, wo immer ich hinschaue, begegne ich dem göttlichen Licht in verdichteter Form.

Meine Augen, die meine Seelenfensterchen sind, zeigen mir alles, was zu meinem inneren Selbst gehört.

Wie ein geöffnetes Buch wird alles vor mir ausgebreitet. Aufmerksam nehme ich jeden Augenblick wahr.

Du geheimnisvolles, göttliches Licht! Wie mein großer Bruder Baum seine ganze Größe in ein kleines Samenkorn einfalten kann, hast du Dein Licht in meinem Innern verborgen und eingefaltet.

In jeden Menschen hast Du Dein himmlisches Licht eingesenkt und wartest, bis alle Chakras in Liebe geöffnet sind, um Dich als strahlendes Licht zu zeigen.

Ich mache mich leer, empfangsbereit, liebend und doch nichts erwartend.

Wie das Samenkorn meines Bruders in das Dunkle der Erde eingehen muss, harrt meine Seele in meinem Körper auf die prachtvolle Lichtentfaltung.

Wie das Licht der Sonne Wachstum erzeugt, gedeiht nichts in meiner Seele ohne Dich, Du liebende Geist-Sonne.

Meine Seele braucht Dein Licht, Du großes, geheimnisvolles, göttliches Liebeslicht.

Lass mich wirken wie mein großer Bruder Baum.

Nähre mich durch Dein göttliches Licht, damit ich Deine unendliche Liebe überall verschenken kann zum Segen für meine ganze Umgebung.

Durchdrungen vom göttlichen Liebeslicht atme ich ruhig und tief. Dankbaren Herzens komme ich zurück in mein Tagesbewusstsein.

Ich spüre meine Hände, strecke und recke mich und öffne jetzt die Augen.

Gestärkt mit frischer Energie kehre ich zurück in meinen Alltag. Ganz bewusst werde ich mich jetzt öfter mit den liebenden Baumseelen verbinden und dankbar ihre kraftvolle Energie aufnehmen.

Kristallhöhle

Mit geschlossenen Augen lasse ich den äußeren Raum los und weite meinen inneren Raum. Tiefe Ruhe breitet sich aus.

Mein Atemstrom zeigt mir mein Verweilen im Licht des Himmels und der Mutter Erde. Ich begleite den Atemstrom. Mit jedem Ein strömt die weibliche Kraft der Mutter Erde von meinen Füßen aufwärts bis zu meinem Kopf. Beim Einatmen füllt der Atem meinen Bauch, die Brust, den Hals bis zum Kopf mit heilendem Licht.

Mit jedem Aus fließt göttliche Heilkraft vom Kopf über den Hals und Rücken bis zu den Füßen. Jetzt strömt die Yang-Kraft des Himmlischen Vaters liebevoll über meinen Kopf, über die Schultern, zu den Händen, bis hinunter zu den Füßen.

Lebenskraft durchströmt mich. Jede Zelle meines Körpers wird neu belebt und erfrischt mit einer lichtvollen Lebensenergie.

Ein tiefer Frieden breitet sich aus. Immer tiefer wird meine Entspannung. Durch jeden Atemzug werde ich ruhiger und ruhiger. Zärtlich werde ich umhüllt von einem Schutzmantel aus göttlichem Licht. Aus meinem Herz-Chakra fließt ein helles Fluidum von reinster Freude. Dieses helle Fluidum dehnt sich immer mehr aus und erfüllt meine ganze Umgebung. Alles hüllt sich in Freude.

Ich lenke meine Aufmerksamkeit in das Dritte Auge und vertiefe mein inneres Schauen. Langsam nähere ich mich behutsam einer Treppe, die nach unten führt. Stufe um Stufe steige ich hinunter.

Nun stehe ich vor einem reich verzierten, goldenen Tor. Engelwesen bewachen das Tor. Eine liebliche Gestalt nimmt nun zärtlich meine Hand. Das Tor öffnet sich.

Welche Pracht! Blendendes Funkeln in allen Farben des Regenbogens nehme ich wahr, wohin ich immer schaue. Alles glitzert und leuchtet. Die Wände und die Decke sind aus reinsten Kristallen. Lichtstrahlen blitzen auf und verschwinden wieder.

Ich bade im Licht. Jede Körperstelle wird neu mit Kraft aufgeladen. Ich bin in einer funkelnden Kristallhöhle.

Immer neue Räume durchschreite ich mit meiner liebevollen Führung. Ich tanze im Lichterglanz.

Ganz weit hinten sehe ich ein helles, weißes Licht. Langsam schreite ich weiter und nähere mich dem Glanz des Lichtscheines.

Auf einem prächtigen Thron sehe ich jetzt einen alten Mann mit weißem Bart. Er blickt mich an mit gütigen, sanften Augen. Er sagt zu mir: „Endlich bist du gekommen."

„Hast du auf mich gewartet?"

„Ein Leben lang warte ich auf dich."

Diese Worte bewirken einen kräftigen Strom der Liebe. Diese Energie durchströmt meinen ganzen Körper. Sanft streicht er mit den Händen über meine Haare.

„Ich bin immer für dich da, wann immer du mich brauchst. Ich beantworte alle deine Fragen."

Liebevoll blickt er mich an. Ein ekstatisches Glücksgefühl und Dankbarkeit ergreift mich. Ich weiß, ich kann von jetzt an jederzeit meinen weisen Führer besuchen, wann immer ich ihn brauche. Er wartet immer auf mich in dieser funkelnden Kristallhöhle.

Ganz leise formuliere ich nun meine Frage und warte in aller Stille auf seine Antwort. –

Ich danke aus tiefstem Herzen, und meine liebliche Lichtgestalt begleitet mich zurück durch die wunderschönen Räume.

Langsam nähere ich mich dem Eingang der funkelnden Kristallhöhle und stehe vor dem goldenen Tor.

Die liebliche Gestalt lächelt mich an, und langsam verblasst dieses innere Bild.

Stufe um Stufe steige ich die Treppe hinauf und komme reich beschenkt zu meinem Ausgangspunkt zurück. –

Ich komme zurück zum Hier und Jetzt in diesem Raum. Ich spüre meinen Körper, meine Hände, meine Arme. Ich strecke und recke mich, atme tief durch und öffne jetzt die Augen. Gestärkt durch diese lichtvolle Erfahrung kehre ich in meinen Alltag zurück.

Sphärenlandschaft

Ich setze mich mit einer aufrechten Wirbelsäule locker und entspannt hin. Kein Kleidungsstück beengt mich. Die Hände liegen locker auf den Oberschenkeln. Jetzt schließe ich die Augen und ich werde ruhig.

Ich achte auf den Atem. Ein und Aus.

Ich atme tief und ruhig ohne Anstrengung. Beim Einatmen gestatte ich meinem Bauch, sich weit nach außen zu wölben, und beim Ausatmen wird er wieder kleiner.

Nun richte ich meine Aufmerksamkeit auf die Füße. Sie sind weit und warm. Ich spüre ihre feinstofflichen Wurzeln, die bis tief in die Erde reichen. Durch meine Füße nehme ich Verbindung auf mit der Erdenmutter.

Nun richte ich meine Aufmerksamkeit auf den obersten Punkt des Kopfes. Hier öffne ich mich zum Himmelsvater. Indem ich mein Scheitel-Chakra öffne, strömt Licht und Liebe über meinen Kopf, über die Schultern, über die Arme, Hände, Rücken, Bauch, Hüften, Oberschenkeln, Knie bis hinunter zu den Füßen.

Wie ein zärtlicher Schutzmantel hüllt mich dieses helle Licht ein und durchdringt mich ganz. Bis hinein in die kleinste Zelle werde ich belebt und mit heilender Lichtenergie versorgt. Alles in mir wird neu programmiert, neu in Harmonie gebracht.

Immer tiefer wird meine Entspannung, und eine große Geborgenheit breitet sich aus. –

Ich schaue mit meinen inneren Augen in einen prächtigen Garten. Er liegt vor mir ausgebreitet. Blumen, Sträucher, Bäume sind da und die Blumen duften herrlich.

Ich nehme alles ganz genau wahr.

Langsam gehe ich Schritt für Schritt durch diesen wunderbaren Garten.

Weit hinten sehe ich eine Treppe, sie zieht mich an. Ich nähere mich dieser Treppe und steige Stufe um Stufe hinauf.

Eine liebliche Lichtgestalt steht am Eingangstor zu einem geheimnisvollen Park. Sie reicht mir liebevoll die Hand und es scheint, als hätte sie auf mich gewartet. Nun öffnet sich ein prächtiges Tor.

Ich schaue und staune. Vor mir breitet sich ein Garten aus, wie ich ihn noch nie gesehen habe.

Da sind kleine Blumen, sie scheinen aus Kristallen zu sein, denn aus jeder Blüte leuchten zarte Lichtstrahlen.

Die Blumen berühren einander durch zarte Lichtströme. Eine leise Sphärenmusik entsteht durch diese feinste Kommunikation der Lichter. –

Alles hüllt sich in Liebe und Licht. Ich schaue nach vorne und sehe, dass verschiedene Farben sich harmonisch abwechseln in dieser Sphärenlandschaft. Ich sehe zarte Farben, wie rosa, hellblau, türkis, lila. Eine leise Musik liegt über dieser zauberhaften Landschaft.

In der Mitte dieser Gärten steht ein Tempel mit unzähligen farbigen Fenstern.

Meine Engelgestalt führt mich behutsam durch die Eingangspforte.

In der Mitte des Tempels steht ein herzförmiger Thron. Er funkelt und strahlt, denn er dreht sich unaufhörlich in einem starken Lichtstrahl.

Die Strahlen beleuchten alle farbigen Glasfenster des Tempels. Ein unaufhörliches Farbspiel dreht sich wie ein Reigen in großer Harmonie zu den feinen Klängen der Sphärenmusik.

Ich richte meinen Blick nach oben und sehe zu meinem Erstaunen, wie sich aus dem hellen Lichtstrahl eine mächtige Lichtgestalt bildet.

Es ist der kosmische Christus. In seiner linken Hand trägt er die Erde, eingebettet in den Sternenglanz des

Universums. Myriaden von wunderbaren natürlichen Formen und Farben der irdischen Welt entstehen aus dem Lichterglanz.

Ich stehe im Zentrum des Lichttempels unter dem leuchtenden Thron und bade im kosmischen Liebeslicht. Jede Zelle meines Körpers wird jetzt geheiligt durch dieses Licht.

Ich erhebe meine Arme und danke dem Schöpfer aller Dinge.

Alles hält er in seinen Händen. –

Mein Engel begleitet mich wieder zum Eingang des Lichttempels. Zum Abschied legt er mir ein Geschenk in die Hand.

Ich danke ihm für die liebevolle Führung in die magische Sphärenlandschaft, und ich begebe mich wieder langsam die Treppe hinunter.

In meinem Garten nehme ich nochmals alle zauberhaften Düfte wahr und komme dann Schritt für Schritt meinem Ausgangspunkt näher. –

Jetzt spüre ich wieder meinen Körper, bewege meine Hände, strecke und recke mich und öffne wieder die Augen. Mit frischer Energie gehe ich zurück in meinem Alltag.

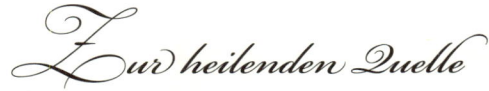 Zur heilenden Quelle

Ich sitze mit aufrechter Wirbelsäule und löse mich von allem Äußeren. Mein innerer Raum weitet sich und eine wohltuende Ruhe breitet sich aus.

Ich achte auf das Ein und Aus des Atems. Sachte werde ich in einen harmonischen Kreislauf der Lebenskraft eingehüllt.

Ein – von den Füßen nach oben bis zum Kopf. Aus – vom Kopf bis zu den Füßen.

Durch meinen Atem fließt Prana in meinen ganzen Körper.

Zärtlich werde ich eingehüllt in einen schützenden Lichtmantel. Eine tiefe Geborgenheit breitet sich aus. –

Ich richte mein Bewusstsein in das Herz-Chakra. Es weitet sich und zarte Lichtstrahlen fließen aus meiner Mitte. Ich spüre die göttliche Umarmung, spüre die Verschmelzung von innen und außen.

Nun richte ich die Aufmerksamkeit in das Dritte Auge, in die Mitte meiner Stirn, leicht oberhalb der Augenbrauen. Vor meinem inneren Auge entstehen Bilder, meine inneren Bilder. –

Ich stelle mir in meinem geistigen Auge eine Wiese vor. Meine Füße betreten die weiche, sanfte, grüne Wiese. Ich betrachte sie aufmerksam. –

Sind Menschen oder Tiere da? Wie sehen die Pflanzen aus?

Von weitem höre ich das friedliche Plätschern eines Baches. Ich lausche und gehe in die Richtung, wo ich das Bächlein vermute.

Herrlich frisches Wasser sprudelt zu meinen Füßen. Es lädt mich ein, ein erfrischendes Bad zu nehmen. Meine Kleider lege ich ab und steige in das klare, angenehm warme Wasser.

Tausend glitzernde Wassertröpfchen netzen mich und spielen um mich. Herrlich sprudelt und spielt es um mich.

Nach einer Weile steige ich aus dem Wasser und stehe nun in der warmen, hellen Sonne. Sie trocknet mich und wärmt mich mit lieblichen Lichtstrahlen.

Ich gehe weiter und folge dem Wasserlauf. Aufmerksam betrachte ich alles, was das Bächlein umgibt.

Ich folge dem Wasserlauf bis zur Quelle und finde eine sprudelnde Öffnung im Boden, aus der klares Wasser sprudelt.

Lange betrachte ich diese wundersame Quelle mit dem frischen Wasser, das in tausend Tröpfchen einen fröhlichen Tanz aufführt.

Ich merke mir ganz genau, wie die Quelle aussieht. –

Langsam wende ich mich zurück, folge dem munteren Wasserlauf und komme wieder zurück zur Wiese. Ich stehe mitten auf der Wiese und schaue aufmerksam um mich. –

Ich betrachte die rechte Seite. Was entdecke ich hier?

Ich betrachte die linke Seite. Wie sieht diese Seite aus?

Ich drehe mich um und schaue zurück. Was sehe ich hinter mir?

Ich schaue nach vorne. Was sehe ich hier? –

Ganz deutlich zeigen sich mir die Bilder vor meinem geistigen Auge, farbige, lebendige Bilder.

Ich betrachte meine Seelenbilder, die ganz zu mir gehören. Sie werden mir von meinen geistigen Helfern gezeigt. Sie möchten in mein Bewusstsein steigen.

Tiefe Dankbarkeit erfüllt mich. –

Langsam komme ich zu meinem Ausgangspunkt zurück. Ich spüre meine Hände, meine Arme. Ich bewege meine Finger, strecke meine Arme und atme tief durch. Jetzt öffne ich die Augen.

Frisch gestärkt gehe ich in meinen Alltag zurück.

Diese Bilder zeigen symbolisch meine Situation. Sie zeigen verborgene Aspekte in mir und wirken heilend und erfrischend. Die Landschaft auf der rechten Seite zeigt die aktive, männliche Seite. Auf der linken Seite zeigt sich die passive, weibliche Seite. Hinten sehe ich meine Vergangenheit und vorne, wie ich mich auf Künftiges einstelle.

Seelenkapelle

Ich bin jetzt bereit, meinen inneren Raum zu weiten und schließe die Augen. In der Stille meines Herzens spricht Gott leise zu mir.

Meine Aufmerksamkeit richte ich jetzt auf meinen Atem; ruhig und entspannt achte ich auf den Atemstrom. Ich nehme wahr, wie erfrischende Luft in meine Nase einströmt, wie sie sich weiter bewegt in meinen Rachenraum, weiter in die Bronchien bis in meine Lunge. Ich nehme wahr, wie wärmere Luft aus der Lunge durch die Bronchien in den Rachenraum strömt und den Weg sucht durch die Nasenöffnung ins Außen. Tiefe Ruhe breitet sich aus mit jedem Atemzug.

Ich fühle mich leicht und entspannt, so leicht, dass ich mir nun vorstellen kann auf eine Seelenreise zu gehen. –

Ich schreite leichten Schrittes durch einen Torbogen aus roten Rosen und begebe mich in meinen Seelengarten. Meine Füße betreten eine weiche, warme Wiese, sie ist übersät mit bunten Blumen; Schmetterlinge zeigen mit Leichtigkeit ihr prächtiges, farbiges Gewand.

Die Sonne scheint warm, und ich fühle mich geborgen und friedlich in meinem Seelengarten. Von weitem höre ich ein leises Plätschern. Ich komme dem heiteren Plätschern näher und sehe, wie sich ein Bächlein mit klarem Wasser in einen Teich ergießt. Der Teich ist übersät mit prächtigen Seerosen, sie leuchten in den Farben rosarot, gelb und weiß. Eine kleine Holzbrücke führt über den Teich, ich betrachte das friedliche Bild des Wassers. Auf jeder Seerose liegt eine kleine Elfe und genießt das Spiel von Licht und Wasser.

Mein Weg führt mich noch tiefer in meinen Seelengarten, an blühenden Sträuchern vorbei. Ich atme die feinen Düfte der Blumen ein. Nun sehe ich durch die Sträucher hindurch die weißen Mauern einer kleinen Kapelle aufleuchten. Dorthin möchte ich gehen, es zieht mich mit jeder Faser meines Herzens dorthin. –

Ich stehe jetzt vor dem Eingangstor der weißen Kapelle. Von leiser Hand geführt, öffnet sich das Tor, und ich stehe in einem lichtdurchfluteten Raum. Von der Kuppel des kleinen Heiligtums ergießt sich ein heller Lichtstrahl in die Mitte des Raumes. Ich stehe inmitten dieses Lichtstrahls und fühle meinen Körper durchströmt von einer wunderbaren Wärme und von heilender Energie.

Ich sehe auf einmal, dass ich nicht alleine bin, in diesem Lichtstrahl sind leuchtende Lichtwesen, sie tanzen und freuen sich mit mir. Sie bilden eine wundersame Brücke zur Quelle des Lichts. In ihrem leichten Lichtreigen tragen sie mich empor zur Lichtquelle.

Nun sehe ich deutlich eine strahlende Gestalt, die Gestalt Christi. Ich fühle mich durchflutet von Wogen der Liebe. Ich werde liebevoll aufgenommen und werde aufgefordert, vertrauensvoll über alle meine Probleme zu sprechen. Von Angesicht zu Angesicht bekomme ich Antworten auf meine wichtigen Lebensfragen und lausche in die Stille meines Inneren. Hier finde ich wohltuende Geborgenheit und tiefen Frieden. –

Dankbar für diese Erfahrung werde ich sachte von den Lichtwesen durch den Lichtstrahl wieder in die Mitte der Kapelle getragen. Ich weiß, in der Stille begegne ich Gott, und mein inneres Heiligtum ist immer für mich da, wenn ich es brauche.

Bereichert und gestärkt begebe ich mich auf den Rückweg. Leichten Schrittes gehe ich zurück, vorbei an den blühenden Sträuchern, schreite über die kleine Brücke über den Teich. Ich verabschiede mich von den Elfen auf den blühenden Seerosen. Mein Weg führt zurück über meine bunte Wiese durch den

Torbogen aus den roten Rosen und weiter zurück zu meinem Ausgangspunkt. –

Im Hier und Jetzt bin ich nun wieder in meinem Körperbewusstsein. Ich fühle meine Füße auf dem Boden, fühle meine Hände, bewege meine Finger, strecke mein Arme und atme tief durch und öffne die Augen. Ich fühle mich bereichert und gestärkt durch dieses kostbare Erlebnis.

Von der Bergwiese ins Licht

Ich ruhe in mir und fühle meinen Körper entspannt und ruhig. Das Äußere lasse ich los und schließe die Augen. Meinen Atem betrachte ich ruhig und aufmerksam in seinem harmonischen Rhythmus – ein und aus.

Alles ist jetzt friedlich und leicht. Ich tauche ein in mein Lichtbewusstsein. Mein innerer Raum weitet sich, und ich beobachte mein inneres Befinden. –

Wenn ich Druckstellen in meinem Energiekreislauf wahrnehme, richte ich meine ganze Aufmerksamkeit auf diejenigen Stellen, die diesen Druck verursachen. Es sind Verdichtungen in meinen Lichtbahnen. Mit meinem geistigen Auge betrachte ich die verdichteten Stellen so lange, bis das heilende Licht wieder zu strömen beginnt. Ich nehme mir Zeit, meinen Energiekörper eingehend zu betrachten und wohlwollend anzunehmen, so wie er sich zeigt. –

Ich fühle mich nun so frei und leicht, dass ich mir vorstellen kann, dass ich in der Frühe des Morgens auf einer Bergwiese auf den Sonnenaufgang warte. Über der ganzen Gegend liegt ein tiefer Frieden, und ich sehe jetzt, wie der Himmel im Osten heller und heller wird, und jetzt sehe ich die ersten Strahlen über den nahe gelegenen Hügelzug direkt zu mir herüber strömen. Die Sonne wird größer und größer und zeigt sich in ihrer ganzen Pracht. Die Bergwiese und alle Hügelzüge beginnen in einem prächtigen goldenen Licht aufzuleuchten. Ich sehe, wie alle Blumen ihre Farbenpracht entfalten, sehe glitzernde Tautröpfchen wie kleine Diamanten an den Gräsern im Sonnenlicht funkeln.

Ich fühle eine leichte Brise, die mir zärtlich über das Gesicht und durch meine Haare streicht. Ich fühle mich leicht und voller Freude.

Ich entdecke einen Pfad in der Wiese. Leichten Schrittes folge ich ihm und steige auf einen nahen Hügel. Dort sehe ich eine Bank, ja – sie scheint auf mich zu warten. Ich setze mich, schaue in die weite Landschaft. Täler liegen zu meinen Füßen und Berggipfel leuchten in der Morgensonne – der Horizont ist weit.

Die Sonne scheint jetzt warm, und auf einmal sehe ich, dass ich nicht allein bin. Ein leuchtender Engel sitzt neben mir auf der Bank. Ein farbiger Regenbogen ist über uns gespannt und ruht als ein schützendes Licht über uns beiden.

Auch die Sonne scheint auf einmal wie verzaubert. Sie wirkt viel größer und heller. Ich sehe die geistige Sonne hinter der Sonne. Sieben mächtige Lichtstrahlen fließen mit inniger Liebe in meine sieben Energiezentren und verteilen sich in meinen Lichtbahnen über meinen ganzen Körper. Ich fühle, dass ich durchströmt werde von der göttlichen Liebessonne. Sie zieht mich näher zu sich heran. Der liebliche Engel trägt mich nun liebevoll, und zusammen werden wir wie von einem Magneten den Lichtstahl entlang vom großen Licht angezogen. Ich fühle eine unendliche Liebe aus dem Lichte der Geistsonne in meinem Herz-Chakra.

Von Weitem sehe ich eine Lichtgestalt mit offen Armen, die Gestalt Christi – eine unendliche Sehnsucht erfüllt mich – ich fühle, dass ich endlich nach Hause gekomen bin. Ich werde in die Arme genommen und eine innige Verschmelzung in Liebe und Licht schließt uns zu einem Ganzen zusammen. Ich ruhe in der göttlichen Umarmung, heilendes Licht durchflutet mich mit inniger Liebe.

Ich bin ganz in der Liebe und weiß, niemals bin ich getrennt von der Quelle des Gotteslichtes, ich lebe mit jedem Gedanken, mit allen meinen Gefühlen, mit jeder Körperzelle aus dem Licht, das mich liebevoll durchflutet bei Tag und bei Nacht. –

Dankbar für diese wunderbare Erfahrung lasse ich mich von meinem Engel zurück zur Bank auf dem Hügel tragen, und nochmals schaue ich in die Weite der Bergwelt. Leichten Schrittes bewege ich mich zurück zur Bergwiese. Wie die geistige Liebessonne wärmt jetzt die irdische Sonne die ganze sichtbare Erde und alle Lebewesen entfalten sich durch ihre Kraft. Alle Blumen leuchten auf in tiefer Liebe zu ihrem Schöpfer.

Ich fühle mich bereichert und gestärkt durch mein inneres Erlebnis, verschenke mein Licht wie eine Sonne aus meinem Herzen über die ganze Erde. Möge es mit Hilfe der Engel in Liebe und Frieden auf der ganzen Erde leuchten und alle Menschen glücklich machen! –

Jetzt fühle ich mich wieder ganz im Körperbewusstsein, meine Füße spüre ich mit dem Boden verbunden, meine Finger bewege ich jetzt und strecke die Arme. Ich atme tief durch und öffne die Augen. Erfrischt und gestärkt kehre ich in meinen Alltag zurück.

Entfaltung des Lichtkörpers

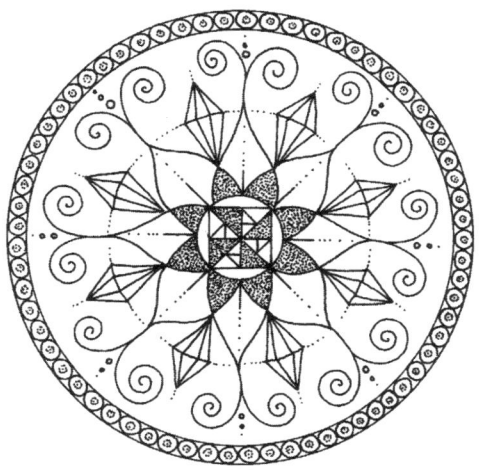

Öffnen der Lotosblüten

Ich sitze bequem und locker, bin bereit, das Äußere loszulassen, und schließe die Augen. Ich lenke nun meine Aufmerksamkeit in den inneren Raum, den Raum des Schweigens. Ruhig und entspannt sitze ich mit aufrechter Wirbelsäule – geborgen in mir selbst. –

Mit jedem Atemzug vertieft sich meine Ruhe. Ein und Aus.

Beim Ausatmen begleite ich den Lebensstrom vom Kopf bis zum Becken.

Beim Einatmen fülle ich meinen Bauch, meine Brust und begleite den Atem bis zum Kopf. Ein und Aus.

Ein harmonischer Kreislauf der Lebenskraft hüllt mich in ein helles Licht ein.

Ich werde geatmet. Erdenmutter und Himmelsvater atmen mich. Zarte Lichtwellen durchfluten mich. –

Wie ein Baum fühle ich mich zwischen Himmel und Erde. Mit den Füßen bin ich verbunden mit der Erde. Die Energie der Erdenmutter strömt von den Füßen bis zum Kopf.

Mit dem Kopf öffne ich mich zum Himmel. Wie der Baum sich nach dem Sonnenlicht ausrichtet, richtet sich mein Lichtkörper nach der ewigen Geist-Sonne des Himmlischen Vaters aus. Heilendes Licht strömt durch mich vom Kopf bis zu den Füßen, bis in jede Körperzelle, in jedes Atom. –

Ich spüre die Füße auf dem Boden, spüre die Unterlage. Weit und warm sind meine Füße.

Auch mein Gesäß ist entspannt. Ich öffne mich zur Energie der Erdenmutter. Sie macht mich ruhig, entspannt und schwer und schenkt mir Geborgenheit in mir selbst.

Sie formt meinen Leib, meine irdische Hülle.

Mein Leib wird stetig durchströmt und wird Gefäß des göttlichen Lichtes. Schöpferische Geist-Kraft und unendliche Liebe des Himmlischen Vaters fließen unaufhörlich durch mich.

Ich öffne mich ganz für die alles durchströmende Lebenskraft, öffne mich zur Quelle allen Seins.

Wie ein wunderbarer Regenbogen spannt sich mein Lichtkörper zum göttlichen Sein. –

Blockierte Stellen in meinem wunderbaren Regenbogenlicht werden jetzt langsam durch feinstes, strömendes Licht aufgelöst. Alle Gefühle, die meine

Liebe, meine Freude und meinen Frieden trüben, werden jetzt aus mir genommen. –

Ich betrachte nun aufmerksam meinen Körper und meine sieben Energiezentren. –

Wie eine wunderbare, rote, vierblättrige Lotosblüte öffnet sich mein Wurzel-Chakra vom untersten Punkt der Wirbelsäule zum Boden hin.

Ich lenke meine Aufmerksamkeit auf die Füße. Offen und weit sind sie auf dem Boden. Ich spüre die Verbindung zur Erdenkraft. Wie feinstoffliche Wurzeln öffnen sich meine Füße in die Tiefe des Erdenreiches. Hier ist meine Verbindung zur Materie, zum Erdendasein.

Geben und Nehmen ergänzen sich in großer Harmonie.

Ich gebe mit Freuden und weiß, dass Geben in Wirklichkeit Bekommen ist. Ich bin offen und weit. –

Wie eine leuchtende, orangefarbene, sechsblättrige Lotosblüte öffnet sich mein Sakral-Chakra im Unterbauch.

Locker hebt und senkt sich meine Bauchdecke durch das Ein und Aus des Atems.

Die Verschmelzung von Gegensätzen, vom weiblichen Yin und männlichen Yang, schafft alles Erdendasein nach dem göttlichen Gesetz. Wo immer die beiden Kräfte zur Einheit finden, ist das göttliche Licht mit großer Liebe ganz nahe.

Ich darf am Schöpferwerk mitwirken, darf mit tiefer Freude die Schönheiten des Werkes genießen und bestaunen.

Kein Platz bleibt mehr da für Groll, Unzufriedenheit und Schuldzuweisungen. Gefühle von Wut nehme ich hier wahr und ersetze sie durch tiefen Frieden.

Die Kraft des Verzeihens macht mich rein und strahlend. Ich bin ein liebender Mensch und hüte mich davor, meine eigenen Fehler anderen zum Vorwurf zu machen. Freude öffnet jetzt meinen ganzen Unterbauch. –

Wie eine wunderschöne, gelbe, zehnblättrige Lotosblüte leuchtet mein Solarplexus-Chakra in meinem Oberbauch.

Aufmerksam nehme ich hier alle Verdunkelungen wahr. Vielleicht spüre ich Ängste, Bangen und Sorgen.

Ich betrachte meine Gefühle ganz genau, nehme sie an. Wie verirrte Kinder wollen sie getröstet werden und ans Licht kommen.

Immer mehr erkenne ich, dass alles, was mir begegnet, mit großer Liebe für meine seelische Entwicklung vorbereitet wird. Immer mehr nehme ich alles aufmerksam und offen wahr und bin dankbar für alles, denn ich bin ein Lernender. Meine seelische Entfaltung ist mein oberstes Ziel. Alles wird mit großer Liebe für mich getan. Alle Sorgen lasse ich jetzt los. –

Wie eine strahlende, hellgrüne, zwölfblättrige Lotosblüte leuchtet mein Herz-Chakra. Mein offenes Herz verströmt sich in Freude. Wie leuchtende Lichtstrahlen fließt die Energie Freude aus meinem inneren Selbst. Enttäuschungen, Erwartungen und Trauer in meinem Herzen nehme ich jetzt ganz aufmerksam wahr. Indem ich diese Gefühle wahrnehme, lösen sie sich langsam auf.

Die Liebe zur göttlichen Lichtsonne macht mich stark und unabhängig. Sie allein öffnet mein Herz in Liebe für meine Mitmenschen. Ich achte auf die individuellen Bedürfnisse meiner Mitmenschen und respektiere ihr Anderssein. Meine eigenen Wünsche richten sich immer mehr nach der göttlichen Liebe. –

Wie eine leuchtende, hellblaue, sechzehnblättrige Lotosblüte strahlt mein Hals-Chakra. Mein Hals ist die Pforte zur geistigen Welt, die Pforte des Heiligen Geistes. Ich öffne mein Inneres, damit die Verbindung zur ewigen Weisheit wachsen kann. In großer Stille lausche ich jetzt in die tiefen Dimensionen des kosmischen Bewusstseins.

Aufmerksam betrachte ich, wo ich die eigene Wichtigkeit überschätze und nicht mehr wahrnehme, dass mir alles von meiner liebevollen, geistigen Führung geschenkt wird.

Offen und liebevoll teile ich mich meinen Mitmenschen mit. Nach dem Gesetz der Liebe handle ich und gebe weiter, was ich selbst in so reichem Maße erhalte. –

Wie eine sechsundneunzigblättrige, dunkelblaue Lotosblüte leuchtet mein Stirn-Chakra.

Meine Rückverbindung zum göttlichen Licht gibt mir mehr Klarsicht. Alles erkenne ich als Ausdruck der verströmenden Liebe des göttlichen Lichtstrahls. In allem verbirgt sich das göttliche Licht. Ich bin ein Teil von ihm, es ist in mir und ich in ihm.

Jedes Samenkorn muss in die Dunkelheit der Erde eingehen, damit es sich entfalten kann.

Göttliches Licht hat sich in der Dunkelheit der Materie eingefaltet, überall. Auch in meinem Körper. Durch meine Hinwendung zum göttlichen Licht kann es gedeihen und sich immer klarer in meinem Dritten Auge zeigen. –

Wie eine tausendblättrige, violette Lotosblüte leuchtet mein Scheitel-Chakra über meinem Haupte.

Hier öffne ich mich zum Lichtstrahl der allumfassenden Liebe. Alle Lebensenergie bekomme ich vom Himmel. Wie eine große heilende Lichtquelle verströmt sich das Licht über mich und durch mich. Sie nährt meinen Lichtkörper, der jetzt in den schönsten Farben des Regenbogens leuchtet. Alles wird durchströmt, alles Dunkle löst sich auf. Ich bade im kosmischen Licht des göttlichen Bewusstseins. Die Schleusen sind geöffnet und verströmen heilendes, reinigendes Licht.

Jetzt bin ich ganz offen. Tiefer Frieden ist in mir.

Ich spüre ein helles Fluidum, das sich in großer Liebe über mich ergießt.

Es verströmt sich über meinen Kopf, über meine Schultern. Hell und warm hüllt es mein ganzes Schulter-Nackenfeld ein, löst alles, was hier noch Blockaden verursacht. Es strömt über meine Schultern, in die Arme bis in die Hände.

Es strömt über meinen Rücken, und ich sehe meine ganze Wirbelsäule im hellen Licht. Sie wird durchströmt von Energie, richtet sich auf und ich sehe sie aufrecht und stark vor mir.

Auch mein Bauch wird umströmt von Licht und Liebe.

Alles weitet sich und löst sich. Meine Hüften werden eingehüllt, meine Oberschenkel, meine Knie bis hinunter zu den Füßen. Nun umgibt mich ein Schutzmantel aus Licht und Liebe.

Bis in die kleinste Zelle strömt heilende Lichtkraft. Jedes Atom wird belebt. Alles erneuert sich und wird gestärkt.

Ich bade im göttlichen Licht. Wie ein wunderbarer Regenbogen leuchtet mein ganzer Körper in den schönsten Farben.

Wie die Flamme einer Kerze leuchtet meine Aura und richtet sich nach oben, zur unsichtbaren Quelle der göttlichen Liebe.

Im heilenden Lichtstrahl bin ich geborgen. Alle Kraft wird mir jetzt geschenkt.

Mein inneres Selbst leuchtet als der Christus in mir. Als strahlendes Licht wirkt diese wunderbare Kraft in mir. –

Öffne mein Herz, Du großes Liebeslicht, lass Freude strömen!

Nun spüre ich, wie sich mein Herz weitet. Reinste Freude strömt wie ein Lichtstrahl aus meinem Herzen. Er füllt den ganzen Raum, füllt das ganze Haus, dehnt sich aus über die ganze Stadt.

Keine Grenzen sich gesetzt.

Die ganze Erde hüllt mein Lichtstrahl der Liebe und der Freude ein. Ich weite mich und dehne mich aus und kehre zurück zum unendlichen Meer des kosmischen Bewusstseins.

Meine wahre Heimat ist die unendliche All-Liebe.

Meine wahre Heimat ist die allumfassende Liebe des göttlichen Lichts.

Du umfasst mich mit großer Glückseligkeit.

Ich verschmelze in tiefer Wonne mit allem Sein.

Alle Begrenzungen der Materie sind aufgehoben.

Ich ruhe in der Tiefe meines Seins.

Alles ist jetzt still und reich.

Du wiegst mich in Liebe, Freude und Frieden.

Aufgelöst ist alle Trennung. Ich bin in Dir und Du bist in mir.

Mein innerer Lichtkörper wird geatmet vom göttlichen Licht. –

Geheilt und gestärkt komme ich langsam wieder zurück. Ich spüre meine Hände, strecke mich und recke mich, atme tief durch und öffne jetzt die Augen. Gestärkt durch diese reiche, innere Erfahrung gehe ich zurück in meinen Alltag.

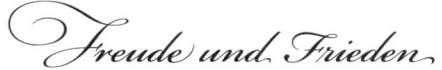

Freude und Frieden

Immer mehr breitet sich eine wunderbare Ruhe in mir aus.

Jeder Teil meines Körpers ist entspannt. Die Gedanken werden ruhiger und weniger. Immer tiefer gelange ich in die Tiefe meines Seins, zu meinem wahren inneren Wesenskern.

Ich fühle mich geborgen in meinem inneren Raum.

Mein Atem ist ruhig und gleichmäßig. Prana – die wunderbare Lebensenergie – durchströmt mich.

Göttliches Licht breitet sich wie ein wunderbarer Schutzmantel um mich aus und hüllt mich liebevoll und zärtlich ein. Jede Zelle meines Körpers wird neu belebt. Heilende Licht- und Liebeskraft durchdringt mich ganz und gar. –

Ich lenke meine Aufmerksamkeit in mein Herz-Chakra. Ich öffne mich ganz und spüre das Öffnen meiner zwölfblättrigen Lotosblüte. Vor meinem geistigen Auge sehe ich, wie vor mir ein kleines Freudenbläschen schwebt. Ich betrachte es schweigend aus der Tiefe meines Seins. Mit jedem Ein des Atemstromes halte ich das Bläschen fest, ja, ich vergrößere es. Ich spüre in meinem Herzen, wie es sich ausdehnt.

Durch die Liebeskraft meines Herzens wächst die Freude immer mehr. Die Liebe bläst es auf – immer mehr – immer größer wird die Blase der Freude. Es wächst aus meinem inneren Sein und sprengt alle Begrenzungen meines Bewusstseins.

Nun ist es so mächtig geworden, dass es aus mir heraus alle Himmel berührt. Grenzenlos verschmilzt mein inneres Sein mit dem kosmischen Bewusstsein durch die Freude. Meine Freude wird zur Ekstase und zersprengt alle Fesseln. Meine Freude wird zur Lobpreisung des göttlichen Bewusstseins. Mein inneres Selbst berührt das göttliche Sein durch diese Glückseligkeit.

Im Meer des kosmischen Bewusstseins schwimmen Millionen von Freudenbläschen.

Ewige Kreise breiten sich stetig aus ihnen aus.

Es sind Wellen des Friedens. Goldschimmernde Wogen des ewigen, tiefen Friedens spiegeln das Licht der göttlichen Geistsonne. Die Geistsonne gießt über alles ihre liebenden Strahlen. –

Eine golden leuchtende Gestalt schwebt über dem Meer der Freude und des Friedens. Liebevoll schaut sie mich an. Sie ruft mich beim Namen.

„Ja, komm zu mir, ich habe dir etwas mitgebracht." Ich erhebe meine Hände, und mit großer Liebe und

Sanftheit legt mir die goldene Gestalt ein Geschenk in die Hände. Sie flüstert mir etwas Wichtiges zu.

Ich schaue auf meine Hände und den Schatz, den ich erhalten habe.

Voller Dankbarkeit sehe ich die liebreiche Gestalt vor mir. Sie lächelt mir entgegen. Sie hat mir etwas Wichtiges gesagt und mitgegeben.

Ich sehe, wie sie sich nun im unendlichen Meer des Friedens wieder auflöst.

Ein sanfter Hauch des Friedens durchweht mein Herz.

Mein Atemstrom flüstert mir durch das Ein ganz leise zu: Frieden.

Durch das Aus spüre ich Freude. Mein tiefes Schweigen ist zum Gefäß von Frieden und Freude, göttlichem Frieden und göttlicher Freude, geworden.

Immer bin ich in der Lage, Freude zu spüren und Freude zu vergrößern. Aus der Freude fließt unendlicher Frieden.

In meinem Herzen wartet immer ein kleines Licht der Freude und des Friedens darauf, sich auszudehnen.

Wo immer ich bin, leuchtet dieses innere Licht in meine ganze Umgebung. –

Langsam ziehen sich die Bilder zurück und ich komme wieder zurück in mein Tagesbewusstsein. Ich spüre meine Hände, balle sie zu Fäusten, strecke mich und recke mich und öffne jetzt die Augen.

Bildbetrachtung:
Was flüstert die Gestalt?
Was ist mir geschenkt worden?

Funkelnder Christusdiamant

Ich nehme mir Zeit, um mich zur geistigen Dimension zu öffnen. Bequem und locker sitze ich auf meiner Unterlage. Mit geschlossenen Augen fühle ich meinen Körper ruhig und entspannt.

Jetzt achte ich auf das Aus und Ein des Atems. Ich gestatte meinem Bauch weit zu werden bei jedem Ein und kleiner zu werden bei jedem Aus. Ich schwinge leise im Atemrhythmus und meine Gedanken schweigen. Mein innerer Raum ist weit, und das Äußere ist kleiner geworden. –

Meine Wirbelsäule ist aufrecht, und die Füße berühren den Boden. Jede Stelle meiner Fußsohle nehme ich in Berührung mit dem Boden wahr. Mutter Erde nährt mich mit ihrer sanften, entspannenden Energie. Ich fühle ein leises Strömen von den Füßen aufwärts ins Fußgelenk und in die Knie, bis hinauf ins Becken. Mein Brustraum weitet sich, und ich spüre die Energie in meine Arme strömen. Bis in die Fingerspitzen fließt die entspannende, sanfte Energie der Mutter Erde.

Wie ein Baum fühle ich mich verwurzelt mit der Erde und öffne mich zur geistigen Lichtsonne. –

Nun stelle ich mir vor, wie heilende Lichtstrahlen mit inniger Liebe durch mich rieseln. Licht strömt durch meinen Kopf, entspannt und glättet meine Stirn, fließt durch den Hals in die Nackengegend. Ich fühle ein leises Strömen durch meine Wirbelsäule – sie wird zu einer leuchtenden Lichtsäule. Das Becken wird warm, ich fühle neue Kraft in meinen Hüften und Beinen, bis zu den Zehen werde ich sanft durchströmt von heilendem Licht.

Die Kräfte des Himmels und der Erde vereinen sich in mir. Ich fühle mich geborgen und frei als Kind des Himmels und der Erde.

Ich lausche in die Mitte meiner Brust, in mein Herzzentrum. Aus der Stille des Herzens strömt ein helles Fluidum in meine Umgebung. Und mein Lichtkörper wird durchlässiger und heller.

Das Licht der Engel senkt sich ein in meinen Raum. Ein Engel ist jetzt ganz nahe bei mir und reicht mir die Hand. Er führt mich liebevoll durch eine Lichttreppe in die höhere Dimension meines Bewusstseins. –

Wir stehen jetzt vor einem prächtigen Lichttempel. Ein goldenes Tor öffnet sich. Ich sehe viele Räume in zarten Farben. Lichtwesen tanzen in Freude und Leichtigkeit, umgeben von zarten Sphärenklängen.

In der Mitte des Palastes sehe ich eine Lichtfontäne, mein Engel führt mich in dieses reinigende Licht – ja ich stehe jetzt mitten in einer Lichtdusche und spüre, wie alles Schwere von mir weggespült wird. Ich fühle mich erfrischt, leicht und friedlich.

Nun schaue ich empor und sehe eine breite Treppe. Sie führt durch sieben Lichträume aus zartem Regenbogenlicht. Wir durchschreiten leichten Schrittes einen rot leuchtenden Raum. Ich fühle eine Resonanz in meinem Wurzel-Chakra. Das rote Licht schenkt mir Mut und Standfestigkeit.

Wir schreiten weiter und kommen in einen orange leuchtenden Raum. Ich fühle eine Resonanz mit meinem Sakral-Chakra und spüre eine befreiende Lebensfreude.

Wir steigen höher hinauf und durchschreiten einen gelb leuchtenden Raum. Ich fühle das gelbe Licht in meinem Solarplexus-Chakra und eine zarte Durchströmung mit innerem Frieden.

Der nächste Raum leuchtet in einem zarten Grün. Eine wunderbare Harmonie und Liebe breitet sich in meinem Herz-Chakra aus.

Wir steigen weiter empor und befinden uns in einer hellblauen Lichtsphäre. Hier fühle ich die Resonanz mit meinem Hals-Chakra. Hier kommunizieren die Engel mit mir durch zarte Inspirationen.

Im nächsten Raum herrscht tiefe Ruhe und Schweigen. Er leuchtet in einem beruhigenden Dunkelblau, und ich fühle eine Resonanz zu meinem Dritten Auge in der Mitte meiner Stirn. Hier schaue ich in der Stille das Licht der Engel, das mich liebevoll umgibt.

Wir steigen noch höher im Lichtpalast und stehen inmitten einer violetten Sphäre ganz nahe bei der Lichtkuppel des Tempels. Das violette Licht hat eine Resonanz zu meinem Scheitel-Chakra und weitet mich ins Meer der Unendlichkeit. –

Unter der Kuppel des Himmelspalastes leuchtet ein strahlend weißes Licht. Es blendet mich beinahe. Nun sehe ich eine wunderschöne Gestalt mit offenen Armen inmitten des Strahlenlichtes. Sie zieht mich zu sich, und ich erkenne die Strahlengestalt Christi. In der Mitte des Herzens leuchtet ein funkelnder Diamant. Die Strahlen berühren mich tief und erfüllen mich mit einer unendlichen Liebe. Ich fühle die Kraft des Christuslichtes in meinem Herzen. In der rechten Hand hält er einen funkelnden Diamanten. Er ist für mich bestimmt. Mit Zärtlichkeit und Liebe zieht mich die Gestalt Christi nahe zu sich heran, und legt mir einen funkelnden weißen Diamanten in mein Herzzentrum als Zeichen unserer ewigen Verbindung in der Liebe. Ich fühle tiefe Dankbarkeit.

Ja – ich trage ein Liebeslicht in meinem Herzen. Je mehr ich davon verschenke, umso heller leuchtet es. Ich verabschiede mich und kehre bereichert und gestärkt zurück zu meinem Engel.

Er begleitet mich liebevoll zurück durch die wunderschönen Lichtsphären des Regenbogenlichtes, vorbei an der Lichtfontäne zum Eingang des Lichttempels. Schweigend verweilen wir noch eine Weile Hand in Hand beim goldenen Tor, lauschen den zarten Sphärenklängen. –

Nun geht die Seelenreise zurück durch die Lichttreppe zu meinem Ausgangspunkt. Ich komme zurück in mein Körperbewusstsein, fühle meine Füße auf dem Boden, fühle meine Hände, bewege meine Finger, strecke meine Arme, atme tief durch und öffne die Augen.

Ich fühle mich leicht und verbreite Licht und Liebe aus dem leuchtenden Diamanten in meinem Herzen überallhin in meine Umgebung, über das ganze Land, ja über die ganze Erde. Ich bin dankbar und weiß, der Himmel ist nicht getrennt von der Erde und wirkt durch meinen inneren Diamanten in die ganze Umgebung, wo immer ich bin.

Heilendes Lichtwasser

Ich bin bereit, in die Stille zu gehen, fühle mich entspannt und ruhig. Ich schließe die Augen. Meine ganze Aufmerksamkeit richte ich jetzt auf das Aus und Ein des Atems. Mit jedem Atemzug werde ich ruhiger und entspannter.

Mein innerer Raum weitet sich, und das Äußere lasse ich los. Die Gedanken schweigen und ich ruhe im Rhythmus des Atems. Gott atmet mich mit seinem Licht. –

Vom Kopf bis zu den Füßen werde ich sanft durchströmt von Lichtwellen, in jede Zelle meines Körpers fließt heilendes Licht, in jedes Organ, in jedes Gelenk, in alle Teile meines Körpers. Ganz besonders in jene Stellen, die mir Unwohlsein verursachen, fließt jetzt aus der göttlichen Lichtquelle Heilenergie durch meine Lichtbahnen und durchflutet meinen Körper.

Ich fühle mich leicht und frei und stelle mir vor, dass sich in der Mitte meines Lichtkörpers eine leuchtende Säule bis weit über meinen Kopf hinaus bildet. Himmlisches Licht senkt sich in mein Bewusstsein. Engel steigen hinauf und hinunter. –

Ich stelle mir vor, dass ich von einem lieblichen Engel in einen wundervollen, lichtdurchfluteten Tempel getragen werde. Ich sehe empor zu einem leuchtenden Thron aus gleißendem Licht. Er blendet mich beinahe. Unter dem Thron strömt ein funkelndes Lichtwasser hervor. Wie ein Wasserfall plätschert es in die untere Ebene des Tempels. Ein leuchtender Regenbogen wölbt sich über dem Thron und dem Lichtwasser.

In einem prächtigen Becken wie aus einem klaren, geschliffenen, violetten Amethysten wird das Lichtwasser gesammelt. Ich schaue mit Freude in dieses lebendige Strömen.

Der liebliche Engel führt mich zum Becken des heilenden Lichtwassers. Er befreit mich von meinen alten Kleidern und trägt mich liebevoll in das angenehm warme Heilwasser. Zärtlich werden alle Teile meines Körpers vom Lichtwasser berührt. Hier fühle ich mich ganz frei und beweglich. Ich tauche in die Tiefe des Lichtwassers und kann spielen wie ein Delphin. Ich fühle mich leicht und befreit von allen Sorgen, Nöten und Beschwerden. –

Nun schickt mir mein Engel im weißen Strahlenkleid einen Lichtstrahl und zieht mich zu sich heran. Ich sehe in seinen Händen ein weißes Gewand, das für mich bestimmt ist. Liebevoll umhüllt er mich damit und führt mich nun zum mächtigen Thron, aus dem das heilende Lichtwasser strömt.

Ich erkenne im hellen Licht eine Lichtgestalt mit segnenden Händen, aus denen Myriaden von funkelnden Lichtatomen über mich und durch mich hindurch fließen. Mein ganzer Lichtkörper beginnt zu leuchten, und ich bade im Lichtsegen Gottes. Tiefe Dankbarkeit erfüllt mich und ich möchte tanzen vor Freude.

Nun begleitet mich mein Engel aus dem wunderschönen, heilenden Lichttempel zurück in mein Körperbewusstsein. Ich fühle mich gestärkt und erneuert mit Licht- und Heilkraft.

Ich bin wieder ganz im Hier und Jetzt, bewege meine Finger, strecke die Arme, atme tief durch und öffne meine Augen. Dankbar weiß ich, dass das heilende Lichtwasser aus der göttlichen Lichtquelle immer für mich da ist, wenn immer ich es brauche.

Wo immer ich bin verschenke ich Licht und Liebe in meine Umgebung.

Mein innerer Regenbogen

Ich setze mich bequem hin. Beide Füße sind fest auf dem Boden. Meine Wirbelsäule ist aufrecht und stark, sie wird durchströmt von heilendem Licht. Nun schließe ich die Augen. Eine wohltuende Ruhe breitet sich aus.

Ich achte auf das Ein und Aus des Atems. Nun begleite ich den Atemstrom mit meinem Bewusstsein. Beim Ausatmen strömt Licht von meinem Scheitel über meine Schultern, durch meine Hände bis hinunter zu meinen Füßen. Bis in die kleinste Zelle werde ich erfüllt mit Licht- und Heilkraft aus der himmlischen Lichtwelt.

Beim Einatmen füllt sich mein Lichtkörper durch das Becken mit der Kraft der Erde. Sie strömt in meine Brust, durch meinen Hals und meinen Kopf. Himmel und Erde vereinen sich in mir und machen mich zu einem Tempel des Lichts. –

Eine tiefe Harmonie und Geborgenheit breitet sich aus. In mir wächst und erstrahlt eine große Liebe, Christus in mir. Aus meinem Herzen fließt eine mächtige Freude. Himmel und Erde atmen mich. Mein Lichtkörper leuchtet in den sieben Farben des Regenbogens. Die Engel Gottes sind bei mir und machen mich zu einem Ausdruck des göttlichen Lichtstrahls. Geborgen in diesem wunderbaren Liebeslicht weiten sich die sieben Energiezentren des Lebens.

Meine Chakras leuchten in zarten Farben und öffnen sich zur höchsten Quelle der Liebe, die sich verströmt. Ich bin ein Kind der All-Liebe, ich liebe und werde geliebt. Große Freude fließt aus meinem Herzzentrum. –

Mit meinem Bewusstsein wandere ich nun durch alle sieben Farben des göttlichen Lichtes in mir.

Der Erdenmutter zugewandt, mit der Materie am stärksten verwurzelt, ist mein Wurzel-Chakra am untersten Punkt der Wirbelsäule. Ich tauche ein in ein tiefes, reines *Rot*.

Meine Lebenskraft, meine Sexualität, mein Blut und meine Knochen werden gestärkt durch die stimulierende Farbe Rot. Rot stärkt alle meine Zellen. Mut und Standfestigkeit werden mir hier geschenkt.

Ich werde meine wahre Heimat, meine Rückverbindung zum weißen Licht immer in Erinnerung bewahren, damit ich mich nicht verirre in der Illusion der Materie. –

Ich wandere weiter im Lichtspektrum und begegne der Farbe *Orange*. Ich bade mit meinem Bewusstsein in einem leuchtenden, strahlenden Orange und lasse diese Schwingung einströmen in jede Zelle meines Körpers. Mein Sakral-Chakra in der unteren Bauchgegend leuchtet in der Farbe Orange. Hier entfaltet sich meine eigene schöpferische Kreativität. Ich werde selbst zum Schöpfer durch die Verschmelzung von weiblich und männlich. Jede Vereinigung der polaren Kräfte bringt Wachstum und Fruchtbarkeit. Ich sehne mich nach Einheit und wende mich zum Du.

Meine Geschlechtsorgane und mein ganzer Unterbauch werden gestärkt durch die Farbe Orange. Durch die Farbe Orange wird meine Seele heiter gestimmt. Ich lerne zu staunen über alle Herrlichkeiten der Schöpfung. Alles ist für mich da, tiefe Dankbarkeit erfüllt mich. –

Ich wandere weiter im kosmischen Licht und begegne einem hell leuchtenden *Gelb*. Wie wärmende Sonnenstrahlen umfließt mich die Farbe Gelb. Ich nehme diese strahlende Farbe in meinem Solarplexus-Chakra wahr. Wie die reifen Getreidefelder, wie eine weit geöffnete Sonnenblume leuchtet die Regenbogenfarbe Gelb um den ganzen Oberbauch. Mein Oberbauch wird durchflutet durch den Lichtstrahl Gelb. Mein ganzes Verdauungssystem, mein Nervensystem wird gestärkt durch das gelbe Licht.

Hier wird integriert was ich brauche. Ich brauche Nahrung für meinen Körper. Es wird ausgelesen, was ich brauche und was ausgeschieden wird. Ich brauche Nahrung für meine Seele. Hier sind meine feinstofflichen Antennen, die feinfühlig wahrnehmen, was zu meinem Schwingungsmuster passt und was nicht. Hier werden meine Gedanken in meine Gefühle umgewandelt und verbleiben da. Ich bin mit allem verbunden. Ich spüre die Geborgenheit in diesem Raum. Ich spüre die wohltuende Ruhe um mich und in mir. Ich werde selbst zur Sonne und verschenke meine Liebe, die seelisches Wachstum erzeugt. –

Ich wandere weiter im kosmischen Lichtstrahl und trete ein in ein strahlendes *Grün*. Ich werde bis in die kleinste Zelle umflutet von einem harmonisierenden Grün. Mein Herz-Chakra vibriert in der Farbe Grün. Hier in diesem Zentrum vereinen sich die Kräfte des Himmels mit der Erde zur mystischen Hochzeit. Ihr Kind trage ich in meinem Herzen, es ist mein Christus-Licht, mein göttlicher Funken, der in meinem inneren Selbst erwacht ist.

Die Farbe Grün stärkt mein ganzes Blutkreislaufsystem, mein Herz und den ganzen unteren Lungenbereich. Grün beruhigt, wo zu viel Aktivität ist und regt an, wo zu viel Passivität ist. Grün bringt das richtige Maß. Ich spüre die tiefe Harmonie der Farbe Grün, die mich umflutet. Ich spüre die Berührung von oben und unten. Ich befinde mich in meinem Zentrum.

Gott ist in mir und ich in ihm. Hier fließt meine ganze Freude aus, und hier dehne ich mich durch die Kraft der Liebe aus ins Unendliche. –

Ich trete ein in eine andere Schwingungsfrequenz. Nun umflutet mich ein ganz *helles Blau*. Zartschimmerndes Hellblau leuchtet in meinem Hals-Chakra. Wie die Farbe des unendlichen Himmels eine unergründliche Dimension zeigt, trete ich durch mein Hals-Chakra in die göttliche Dimension ein. Mein Hals ist meine Pforte zur geistigen Welt. Hier vernehme ich die leisen Inspirationen des Heiligen Geistes, den Hauch Gottes. Äußere Worte werden hier geformt, ausgesendet und aufgenommen. Innere Worte werden hier ausgetauscht.

Ich öffne mich ganz nach oben hin und bin da als Gefäß für die göttliche Heilkraft, die göttliche Liebe, die ganz in mich einfließt und mich wie ein leuchtendes Fluidum mich ganz einhüllt.

Das strahlende Hellblau stärkt meine ganze Halsgegend, meine Arme und meine Hände. Mein ganzer oberer Rücken wird eingehüllt in diese feine Schwingung. Hellblau macht mich offen und schenkt mir Vertrauen in meine göttliche Führung. Ich werde getragen und geführt von meinen geistigen Helfern, die immer nur an mein seelisches Wohl denken. Ich fühle mich geborgen, und tiefe Ruhe ist in mir. Nur in der Ruhe kann ich die göttlichen Inspirationen wahrnehmen. Aus der Stille wächst alles Große durch mich. –

Ich wandere weiter im kosmischen Lichtstrahl und trete ein in ein tiefes, leuchtendes *Indigo-Blau*. Mit meinem Bewusstsein bin ich im Stirn-Chakra. Mein Drittes Auge macht mich sehend für die unergründlichen Dimensionen der feinstofflichen Energien. Hier werden mir innere Bilder, Visionen aus der geistigen Welt, gezeigt.

Hier erkenne ich die tiefen Zusammenhänge zwischen meinem inneren Befinden und den äußeren Begebenheiten. Die tiefe Ruhe des dunkelblauen Lichtstrahls lässt mich in mir ruhen. Aus dieser tiefen Ruhe heraus betrachte ich die Dinge dieser Welt. Ich werde sehend und erkenne alles als Spiegel meines inneren Selbst. Immer mehr erkenne ich, dass vieles durch meine Gedankenkräfte entstanden ist. Immer mehr achte ich auf meine Gedankenkräfte, denn sie möchten Realität werden. Ich vermeide daher aufmerksam Gedanken, die gegen das Gesetz der Liebe gerichtet sind. Liebe ist die größte schöpferische Kraft. Es ist diejenige Kraft, die mir körperliche Gesundheit und Wohlergehen schenkt.

Der kosmische Lichtstrahl Indigo stärkt meine ganze Kopfregion, meine Augen und meine Ohren. Blau stärkt mein ganzheitliches Denken, schenkt mir Weisheit und Intuition und lässt mich in die tiefe Symbolik der Gesamtschau eintauchen.

Ich spüre die tiefe Ruhe und die Einheit als mächtige Kraft, die mich ganz und gar durchdringt. –

Nun trete ich ein in die höchste Frequenz des kosmischen Lichtstrahls, es ist die Farbe *Violett*. Strahlend und kräftig umflutet mich jetzt die Farbe Violett. Ich bade im göttlichen Lichtstrahl durch mein Scheitel-Chakra. Der oberste Punkt meines Kopfes ist die Pforte des allumfassenden Lichtes. Hier weitet sich mein Lichtbewusstsein zur All-Liebe, die mich liebevoll in das Regenbogenlicht einhüllt und es zum Leuchten bringt.

Mein Raum des Schweigens weitet sich zum geheimnisvollen Licht, das mich nun ganz durchströmt. Immer stärker nehme ich diese Kraft in mir wahr als überschäumende Lebensfreude, als ekstatisches Glücksgefühl. Ich werde eins mit allem, dehne mich aus in die Unendlichkeit des Himmels und der Erde. Ich bin ein Regenbogen, ein leuchtendes Lichtwesen, ein Ausdruck der Brechungen der weißen Geist-Sonne. Alle Materie, Himmel und Erde, Sonne und Mond, Geist und Seele, Verstand und Gefühl sind in mir wirksam als kosmischer Lichtstrahl. Aus meiner tiefen Ruhe heraus vereinen sich diese Kräfte. Ich ruhe in Gott und Gott ist in mir. Tiefe Dankbarkeit erfüllt mich. –

Wann immer ich neue Kraft brauche, darf ich den Weg der Regenbogenfarben gehen, und die Engel werden mich liebevoll begleiten. Ich verweile noch eine Weile in dieser tiefen Geborgenheit.–

Langsam gleite ich wieder zurück in mein Tagesbewusstsein. Ich recke und strecke mich, spüre meine Hände, meine Füße und öffne jetzt die Augen. Ich bin gestärkt und belebt durch die Kraft der sieben Farben des Regenbogens und fühle mich wohl und voll neuer Energie.

Heilende Lichtkräfte

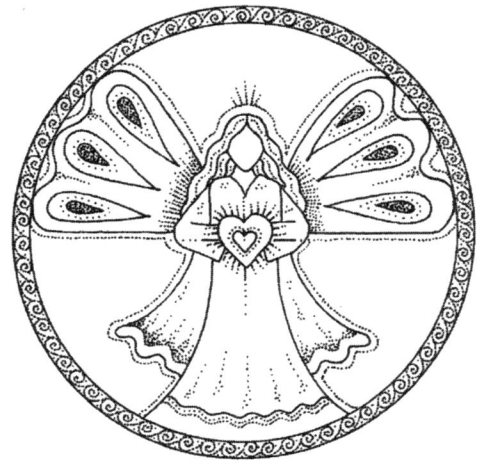

Heilkraft der Erzengel und die vier Elemente

Erzengel MICHAEL und Element FEUER

Erzengel GABRIEL und Element WASSER

Erzengel RAPHAEL und Element LUFT

Erzengel URIEL und Element ERDE

Ich setze mich bequem hin und schließe die Augen.

Gedanken kommen und gehen, sie sind mir gleichgültig. Nichts will ich erreichen, ich lasse es geschehen. Tiefe Ruhe breitet sich aus und mein Inneres weitet sich.

Ruhig und doch aufmerksam betrachte ich meinen Atemrhythmus. Atem bewegt mich, mein Bauch hebt und senkt sich, ich gebe dem Bauch den Raum, um sich locker im Atemstrom zu bewegen. Ich fühle mich geborgen in meinem Atemrhythmus. Zarte Lichtwellen strömen durch mich hindurch vom Kopf bis zu den Füßen. Ich werde geatmet vom heilenden Licht des Himmels. In jede Zelle meines Körpers fließt heilende Lichtkraft, meine Lichtbahnen weiten sich und öffnen sich zum Licht des Allumfassenden. Tiefe Geborgenheit breitet sich in mir aus. –

Meine Füße berühren den Boden. Sie sind warm und offen. Ich spüre die Verbindung zur Erdenmutter durch meine Sitzfläche und durch meine Füße. Sie zieht meinen Körper zu sich heran und schenkt mir Ruhe und Entspannung mit ihrer sanften Energie. –

Alles ist still und reich durch mein inneres Schweigen. In meiner tiefen Ruhe spüre ich immer mehr, dass ich nicht getrennt bin vom Himmel. Die Engel Gottes sind bei mir, und ich vertraue auf die liebevolle Führung bei Tag und bei Nacht. Im Lichtstrahl der geistigen Sonne wirken sie durch mich hindurch. Auch in der Natur, in allen Lebewesen und überall sind Engelwesen im Dienste des Lichtes und bewahren die geistigen Gesetze in der ganzen Schöpfung. Sie fördern in mir meine Liebe, Güte und Barmherzigkeit. Immer sind die liebevollen Helfer da, wenn ich sie rufe. –

Erzengel Michael

Ich erflehe den Schutz und die Heilkraft des hilfreichen Erzengels Michael.

Ich fühle auf meiner rechten, männlichen, aktiven Seite die kraftvolle Energie der mächtigen Lichtgestalt von Erzengel Michael. Sein Name bedeutet: *Wer ist wie Gott.* Er erscheint im Glanze der Sonne.

Meine rechte Seite ist meine Sonnenseite. Mit seinem strahlenden Lichtschwert schützt er mich in der Dunkelheit und vor allen dunklen Gedanken und Mächten. Er hilft mir, die hellen und dunklen Seiten in meiner Seele zu erkennen, damit ich die Barmherzigkeit und Liebe des göttlichen Lichtes in mir vermehre. Mit seinem Schwert öffnet er die verschlossenen Pforten des Herzens und durchlichtet meine verborgenen Seelenanteile. Als Sonnenfürst herrscht er über das Element FEUER und bewahrt das schöpferische Gesetz des Feuers in allen Dimensionen des Daseins. –

Mit meinem geistigen Auge schaue ich die Wirkungskraft des Elements Feuer unter dem Schutz des Erzengels Michael auf allen Ebenen des Daseins. Ich sehe das Feuer im Inneren der Erde und ahne die mächtige Kraft, wenn ich einen Vulkan sehe mit glühender Lava. Unter meinen Füßen ist das Feuer inmitten der Erde. Ich schaue die Sonne als feurige Kugel, Spenderin allen Lebens auf der Erde. Ohne Sonnenlicht gibt es kein irdisches Gedeihen.

Jedes lodernde Feuer steigt zum Himmel, jede Kerzenflamme erzeugt Licht und Wärme.

Auch in meinem Körper wirkt das Element Feuer, denn mein Körper ist warm. Das Blut, das Herz und alle Blutgefäße unterstehen dem Element Feuer. Ich habe Verdauungsfeuer in meinem Bauch für die Verwertung der Speisen, die ich zu mir nehme.

Noch zarter wirkt das Element Feuer durch meine Gefühle von Liebe, Freude und Begeisterung. Sie entfachen in mir Wohlbefinden und Lebensfreude.

Erzengel Michael verbindet die Liebe meines Herzens mit der Liebe Gottes und bewahrt mich vor der Trennung von der mächtigen Liebessonne in der unsichtbaren geistigen Welt. Dafür danke ich.

Erzengel Gabriel

Ich erflehe den Schutz und Beistand des mächtigen Erzengels Gabriel.

Zu meiner linken, weiblichen, passiven Seite steht mit strahlender, liebevoller Güte die mächtige Lichtgestalt des Erzengels Gabriel. Sein Name heißt: *Die Kraft Gottes.*

Liebevoll bewahrt er die Schöpfung durch das Element WASSER. Alles Lebendige entsteht im Wasser. Als Lebensbringer ist er mit den Kräften des Mondes und der Fruchtbarkeit verbunden und immer eingebunden im Mysterium der Zeugung.

Er behütet meinen Lebenslauf auf dieser Erde. Meine linke, weibliche Gefühlsseite ist meine wässrige Seite. Er hilft mir, diese Seite meines Daseins zu leben und meine Weisheit und Intuition zu entfalten. Als Herrscher über das Element Wasser untersteht dem mächtigen Erzengel Gabriel alle Fruchtbarkeit der Erde.

Mit meinem geistigen Auge betrachte ich das Wesen des Wasserelements auf allen Ebenen des Daseins. Ich ahne die mächtige Kraft, wenn ich am Meer stehe und die Bewegung des Wassers in den brausenden Wellen betrachte. Ich schaue empor und sehe, wie Wolken das Wasser über Kontinente verfrachten, um Fruchtbarkeit zu verbreiten. Regentropfen fallen auf die Erde, damit für alle Lebewesen Nahrung entstehen darf. Ich sehe glitzernde Tautröpfchen an den Gräsern in der Morgensonne wie Diamanten strahlen. Ich sehe sprudelnde Quellen, die gereinigtes und angereichertes Wasser aus der Tiefe der Erde an die Oberfläche bringen. Bächlein entstehen, Flüsse und Seen bilden das Blut der Mutter Erde. Jedes Lebewesen entsteht im Wasser, jedes Samenkorn braucht Wasser, um zu keimen. Jede Schneeflocke zeigt die geometrische Ordnung der geistigen Gesetze als kunstvolles Mandala eines Sechssterns.

Wunderbar wirken die Gesetze Gottes unter der weisen Führung des Erzengels Gabriel auch in meinem Körper. Wasser macht den Körper weich und beweglich. Mein Körper besteht aus 70 % Wasser, wie auch die Erde. Nieren und Blase helfen dem

Körper zur Reinigung und Entschlackung, und auch die Knochen brauchen das Element Wasser.

Noch zarter wirkt das Element Wasser in meinen Gefühlen. Tränen zeugen von einer bewegten Seele. Ich habe Mitgefühl und nehme Eindrücke aus der geistigen Welt auf. Intuition und Inspiration fließen mir durch die Stille in mein Bewusstsein. Auf diese Weise kommunizieren die Engel Gottes mit mir. Wenn ich im Schweigen verweile, werde ich wie ein ruhiger See und kann in die Tiefe meines Seins schauen.

Erzengel Gabriel wacht über die Weisheit Gottes und verbindet dieses wunderbare innere Wissen mit meinem Bewusstsein. Dafür danke ich.

Erzengel Raphael

Ich erflehe den Schutz und Beistand des mächtigen Erzengels Raphael.

Hinter mir steht mit erhobener, schützender Hand die strahlende Lichtgestalt des Erzengels Raphael. Sein Name bedeutet: *Gott heilt.* Er verbreitet die Heilkraft Gottes als Licht in die Materie. Seine Strahlenkraft stärkt mein inneres Licht und öffnet meine Chakras und Lichtbahnen. Liebevoll ist er immer zugegen, wo Heilung geschieht, denn er verbreitet die göttliche Heilkraft. Mit seiner Unterstützung verbreiten sich heilende Lichtschwingungen überall dorthin, wo meine Gedanken verweilen. Er steht mir bei und lenkt meine Hände bei der Übertragung von Heilenergie auf meine Mitmenschen. Als Herrscher über das Element LUFT lenkt er die göttlichen Gesetze auf allen Ebenen des Lebens als strömende Bewegung. –

Ich betrachte das geistige Gesetz der Bewegung in den Wolken des Himmels, die durch den Wind fortbewegt werden. In der Luft und in der Tiefe der Ozeane tragen die Strömungen wesentlich zu unserem Klima und Fruchtbarkeit bei. Die Wellen des Wassers kräuseln sich, angetrieben vom bewegenden Luftströmen. Der Wind bewegt die Bäume, sie biegen sich und die Blätter und Gräser überlassen sich dem wogenden Rhythmus. Blütenpollen werden mit dem Wind über Landschaften verbreitet.

Auch in meinem Körper beobachte ich das Element Luft, durch meinen Atem. Bewegung ist Tag und Nacht durch den Rhythmus des Atems in meiner Lunge. Sauerstoff wird durch die Lunge aufgenommen und Verbrauchtes ausgeschieden. Atem ist Leben, Lebendiges ist immer in Bewegung. Mein Darm bewegt sich, und auch er scheidet Verbrauchtes aus. Mein Blut zirkuliert in meinem Körper und versorgt alle meine Organe und Zellen.

Noch zarter wirkt die Bewegung in meinem Lichtkörper. Meine Chakras sind Energiewirbel, sie nehmen das Gotteslicht im Uhrzeigersinn auf und integrieren es in meinen Körper. Meine Lichtbahnen strömen sanft und leise in meinem Lichtkörper vom Kopf bis zu den Füßen und von den Füßen aufwärts bis zu den Armen und wieder zum Kopf.

Auf diese Weise wirkt Erzengel Raphael als Heiler Gottes durch mich hindurch und durch die ganze lebendige Schöpfung. Er verbreitet Licht und Heilkraft überallhin. Dafür danke ich.

Erzengel Uriel

Ich erflehe den Schutz und Beistand des mächtigen Erzengels Uriel.

Er bewahrt und hütet das Element *Erde*.

Vor mir steht die strahlende Gestalt von Erzengel Uriel. Sein Name bedeutet: *Gott ist Licht*. Als wärmender Sonnenengel strömt sein Licht in meinen ganzen Körper. Immer wieder flüstert er mir liebevoll seine Ermutigungen zu und schenkt mir Fröhlichkeit, wenn ich mich in Dunkelheit wähne und Zweifel mein Gemüt verdunkelt. Mit seinem strahlenden Licht zeigt er mir den Weg in diesem Erdenleben. Sein Licht wirkt durch das Element Erde und hellt alles Dunkle auf.

Ich ahne seine Kraft, wenn ich meinen Blick auf den lebendigen Organismus der Mutter Erde lenke. Friedlich kreist der Planet Erde im Universum um die Sonne. Einmalig wirken die Gesetze auf dieser meiner Lebensbasis. Mit Myriaden von anderen Lebewesen und Pflanzen aller Art teile ich mein Leben hier auf der Erde. Für alle ist gesorgt, und eine unglaubliche Intelligenz verbindet alles zu einem großen Ganzen. Alles steht in wunderbarer Verbindung und Interaktion, das eine braucht das andere. Eine dünne Schicht Humus bringt für alle Lebewesen Nahrung hervor, die Sonne weckt in allem die notwendige Lebenskraft. Das Wasser ist das Blut der Mutter Erde, und die Berge sind die Knochen.

Ich integriere Nahrung aus dem Boden in meinem Körper und schöpfe daraus Lebensenergie. Mein Magen nimmt Nahrung auf, und im Verdauungstrakt wird sie verwertet.

Noch zarter wirkt Erzengel Uriel mit dem Element Erde in meinem Energiekörper. So wie ich Nahrung annehme, darf ich auch andere Menschen und die Umstände des Lebens annehmen. Ich kann „Ja" sagen und einverstanden sein. Dabei fühle ich Zufriedenheit und Wohlergehen.

Ich spiegle die ganze Erde in meinem Energiekörper. Jedes Land dieser Erde hat eine Resonanz in mir. Das Kleine enthält das Große, so wirken die Gesetze.

Erzengel Uriel verbreitet den Frieden Gottes in meinem Lichtkörper. Dafür danke ich. –

Eine starke Liebesenergie hüllt mich sanft und innig ein. Die vier mächtigen Lichtgestalten verbinden sich mit ihren Flügeln und bilden einen schützenden Lichtkranz um mich. Wie ein zärtlicher Schutzmantel werde ich in einen liebevollen Lichtkreis eingehüllt. Der Kreis dreht sich um mich und ich spüre, dass alles Dunkle, alles Schwere aufgelöst wird. Immer heller wird es in mir und um mich. Freude und Entzücken wächst in mir. Tiefe Dankbarkeit erfüllt mein Herz. Heilendes Licht ist jetzt überall, im ganzen Raum, in der ganzen Stadt, es breitet sich über die ganze Erde aus. –

Ich stelle mir einen Not leidenden Mitmenschen vor, der diese wunderbare Lichtkraft braucht, und bitte die vier Erzengel um ihren heilenden Lichtkreis.

Immer sind die Himmelsboten bereit, ihr Liebeswerk im Dienste der göttlichen Sonne zu verbreiten. Ich sehe, wie mein Mitmensch liebevoll eingehüllt wird. Sanft dreht sich der Lichtkreis, und ich sehe, wie Fröhlichkeit und Heiterkeit meinen Mitmenschen durch die verbreitete Heilenergie erfüllen. –

Aus tiefstem Herzen danke ich den vier mächtigen Himmelsboten und weiß, dass sie immer für mich da sind, wann immer ich sie anrufe und ihr heilendes Licht für mich oder für andere brauche. –

Gestärkt durch diese wunderbare Erfahrung komme ich langsam wieder zurück ins Hier und Jetzt. Ich spüre meine Hände, recke und strecke mich, atme tief durch und öffne die Augen. Ich fühle mich frisch, und voll neuer Kraft gehe ich zurück in meinen Alltag.

Lichtbahnen-Selbstheilung

Ich setze mich mit aufrechter Wirbelsäule bequem hin.

Kein Kleidungsstück beengt mich. Ich fühle mich wohl und geborgen in mir selbst. Nun schließe ich die Augen.

Gedanken kommen und gehen, ich lasse es geschehen. Eine wohltuende Ruhe breitet sich aus. –

Ich achte auf das Ein und Aus des Atems und beobachte aufmerksam und doch entspannt den Rhythmus des Atems. Ich gebe dem Bauch viel Raum, damit er beim Einatmen weiter werden kann und beim Ausatmen wieder kleiner. Der Atem bewegt meine Brust und meinen Nacken. Alle Gedanken schweigen, während ich in aller Stille meinen Atem beobachte. –

Zarte Lichtwellen strömen durch meine Chakras und Lichtbahnen vom Kopf bis zu den Füßen. Gott atmet mich mit seinem heilenden Licht. In jede Zelle meines Körpers fließt heilendes Licht. Jedes Atom tanzt im Liebeslicht. –

Nun lenke ich meine Aufmerksamkeit zu den Füßen, sie sind fest auf dem Boden. Sie sind warm und weit, und ich spüre die feinstofflichen Wurzeln in der Kraft der Mutter Erde. Wie die Wurzel eines Baumes nehme ich diese sanfte, weibliche Yin-Energie aus dem Boden auf. Sie strömt durch die Lichtbahnen in meinem Körper, und ich fühle das zarte Licht durch meine Fußknöchel fließen, weiter zu den Knien, zum Becken, es füllt den Brustraum und sucht den Weg durch meine Schultern in die Arme, in die Ellbogen zu den Handgelenken und in die Handinnenfläche. –

Nun lenke ich meine Aufmerksamkeit auf den obersten Punkt des Kopfes. Hier ist die Pforte zum himmlischen Licht, das nun spürbar über meinen Kopf strömt. Es glättet meine Stirn, es fließt durch den Hals über den Nacken und Rücken ins Becken, weiter durch die Oberschenkel zu den Knien und zu den Fußknöcheln und Fersen bis zu den Zehenspitzen. Heilendes Licht durchflutet mich. Die Lichtbahnen verteilen das Licht in alle meine Organe und Zellen. Es ist die männliche Yang-Energie des Himmelsvaters, die mich ganz einhüllt in einen hellen Mantel aus Licht und Liebe. –

Wann immer ich an irgendeiner Körperstelle eine Energieblockade fühle, die mir Schmerzen verursacht, ist die göttliche Lichtkraft bereit, auf meine Bitte zu hören und sich zu verströmen.

Ich richte meine Aufmerksamkeit zum obersten Punkt meines Kopfes. Mein Scheitel-Chakra öffnet sich für die göttliche Heilkraft.

Ich bitte um Heilung: *Vater im Himmel, Du weißt um das Problem, das ich habe. Ich bitte Dich, sende Deine Heilengel zu mir, sende mir Deine Liebe, Deine heilende Lichtkraft. Ich öffne mich ganz für Dein Licht.* –

Ich spüre, wie die Heilkraft durch mich strömt, vom Kopf bis zu meinem Solarplexus-Chakra. Im Uhrzeigersinn strömt jetzt die Heilenergie aus diesem Chakra als mächtiger Lichtstrom und hüllt mich zärtlich und liebevoll ein.

Immer weiter strömt die große Liebeskraft und hüllt mich in ein hell leuchtendes Fluidum ein. Ich lenke mein Bewusstsein in diejenige Körperstelle, die Heilung braucht und spüre, wie diese Stelle ganz besonders durchflutet wird von Licht.

Jedes Molekül, jedes Atom, jede Zelle bekommt neue Energie und neue Kraft.

Ich lasse die göttliche Heilkraft in mir einige Minuten wirken. –

Alles in mir ist ruhig, und ein tiefer Frieden schenkt mir Geborgenheit in mir selbst. Dankbarkeit erfüllt mich für das göttliche Geschenk der heilenden Kraft, die sich ganz über mich ausgebreitet hat. –

Langsam komme ich wieder zurück in mein Tagesbewusstsein, spüre meine Hände, bewege mich, strecke mich und öffne jetzt die Augen. Gestärkt durch die heilende Lichtkraft des Himmlischen Vaters kehre ich zurück in meinen Alltag.

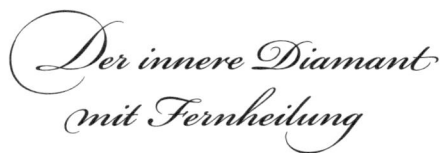
Der innere Diamant mit Fernheilung

Ich setze mich bequem hin und werde ruhig. Nun schließe ich die Augen. Das Äußere verstummt langsam, und ich wende mich nach innen in den Raum des Schweigens. –

Ich achte auf das Ein und Aus des Atems. Jeder bewusste Atemzug macht mich ruhiger und entspannter. Ich kann mir vorstellen, dass bei jedem Aus des Atemstroms ein leuchtender Lichtstrom über meinen Kopf fließt, weiter über meine Schultern, Hände, Hüften bis hinunter zu meinen Füßen.

Beim Ein des Atemstroms fließt vitale Erdenkraft von meinen Füßen hinauf in mein Becken. Mein Bauch dehnt sich aus. Der Atem füllt meinen Brustraum, meinen Hals bis zu meinem Kopf.

Ein und Aus. Die kosmischen Energien Yin und Yang vereinen sich in mir und hüllen mich in einen harmonischen Kreislauf der Lebenskraft.

Alle meine Lichtbahnen werden aktiviert durch das Prana, das mit dem Atemstrom meinen ganzen Körper bis in die kleinsten Zellen mit Licht- und Heilkraft erfüllt.

Immer tiefer wird meine Entspannung und Ruhe. Eine wunderbare Geborgenheit breitet sich aus. –

In meinem Herzzentrum verborgen ruht ein kostbares, unsichtbares Juwel, das Christus-Licht in mir. Wie ein funkelnder Diamant, bereit, sein inneres Licht zu verströmen, so wartet mein inneres Licht darauf, sich zu entfalten.

Durch meine Liebeskraft entfernt sich immer mehr der Schleier, der den funkelnden Diamanten in mir noch verhüllt. –

Ich bin nicht allein, eine strahlende Lichtgestalt steht mir bei. Aus meinem funkelnden Diamanten sprühen nun zarte Lichtströme, die sich mit dem Licht meines Heilengels verbinden. Das zarte Liebeslicht breitet sich langsam wie ein Schutzmantel aus und hüllt meine Schultern, meinen Nacken, meinen Kopf, meinen Bauch, meine Beine ganz zärtlich ein. –

Freude fließt aus meinem Herzen, und immer mehr fühle ich das wunderbare Strömen des heilenden Lichtes aus meiner Mitte. Es ist göttliche Liebe, die mich einhüllt und alles Dunkle in mir und um mich auflöst.

Aus diesem Gefühl der Stärke, in mir ruhend, wende ich mich demjenigen Menschen zu, der diese Heilkraft braucht. –

Ich stelle diesen hilfsbedürftigen Menschen klar vor mich hin.

Langsam hüllt das helle Licht, das aus meinem inneren Diamanten fließt, auch diesen Menschen ganz liebevoll und zärtlich ein.

Mein inneres Chistus-Licht begegnet dem Christus-Licht in meinem Mitmenschen und entfacht die Heilkraft, lenkt sie dorthin, wo sie gebraucht wird. Die helfenden Heilengel wirken weise und verteilen die Lebenskraft nach den Gesetzen der kosmischen Intelligenz, die in jedem Menschen auf wunderbare Weise wirkt.

Ich fühle mich im Strom der Göttlichen Liebe und spüre in mir, dass Geben und Nehmen dasselbe ist.

Je mehr ich verschenke, desto mehr Lichtkraft fließt mir aus der göttlichen Ebene zu.

Auf diese Weise strömt zu allen Mitmenschen, die göttliche Heilkraft brauchen, das heilende Liebeslicht. Wo immer meine Gedanken verweilen, verbreitet sich heilendes Licht. Menschen, Natur, Tiere, Länder und Kontinente verbinden sich im Geiste mit dem innewohnenden Licht. Alle Liebeskraft fließt aus meinem inneren Diamanten, aus meinem Herz-Chakra. –

Tiefe Dankbarkeit erfüllt mich durch das Fließenlassen der Energieströme. Ich hülle alles, was mir begegnet, in göttliches Licht. –

Vater-Mutter-Gott, lass mich durch Deine Kraft immer ein Werkzeug der Liebe sein und Heilung verbreiten, wo sie benötigt wird! Lass mich zu einem würdigen Lichtträger werden und alles Dunkle erhellen und Deine Liebe verbreiten! –

Langsam wende ich mich wieder nach außen, bereichert durch diese kraftvolle Erfahrung. Ich strecke mich und recke mich und öffne jetzt die Augen. Ich bin wieder ganz da, im Hier und Jetzt.

Vom Reich der Elfen ins Licht

Ich sitze bequem und gestatte mir eine Reise in meine innere Welt, die Welt des Geistes und des Lichtbewusstseins. Ich schließe die Augen. Immer mehr entdecke ich mein wahres Wesen, verwurzelt in der Liebe und im Lichte Gottes und seinen Engeln. Ruhig und entspannt fühle ich mich, wohl und behaglich. –

Ich richte meine ganze Aufmerksamkeit auf meinen Atem. Dabei betrachte ich, wie sich meine Bauchdecke in einem harmonischen Rhythmus hebt und senkt. Mit jedem Atemzug werde ich ruhiger und freier. Mein Lichtkörper dehnt sich aus und meine Lichtbahnen strömen wunderbar von meinem Kopf bis zu den Füßen.

Ich fühle ein leises Strömen von Lichtenergie über meinen Kopf – durch meinen Hals in meine Schultergegend – durch den Rücken hinunter ins Becken – weiter in die Oberschenkel – in die Knie – durch die Waden bis in die Füße. Heilendes Licht strömt in jede Zelle, in jedes Organ. Alle Teile meines Körpers werden wunderbar gestärkt und geheilt. Von den Füßen strömt Licht und Kraft aufwärts in meine Knie – in mein Becken – in meinen Bauch. Mein

Brustraum wird weiter – bis in die Arme und Finger strömt die Kraft der Erde. Wie ein Baum fühle ich mich verwurzelt in der Erde und öffne mich zum Licht des Himmels. –

Ich fühle mich leicht und bin jetzt bereit, im Geiste eine Seelenreise anzutreten. Ich sehe einen Torbogen mit rosaroten Rosen am Eingang eines großen Parks. Ich durchschreite leichten Schrittes den Eingang und sehe vor mir eine prächtige Allee mit großen Bäumen. Die mächtigen Bäume bilden ein schützendes grünes Blätterdach und geben mir Geborgenheit. Die Sonne scheint da und dort durch die Blätter und wirft ein helles Licht auf den Boden. An diesen hellen Stellen orientiere ich mich, sie zeigen mir den Weg. Er führt mich weiter in den Park hinein, und bald werden die Bäume dichter. Ich befinde mich in einem Wald. Der Boden ist weich und mit grünem Moos bedeckt, eine große Stille breitet sich hier um mich aus. Hin und wieder höre ich den Ruf eines Vogels ganz in der Nähe. –

Zu meinem Erstaunen stehe ich nun auf einmal in einer zauberhaften Waldlichtung. Die Sonne scheint hier hell, und wundersame Blumen blühen, umgeben von starken Düften. Diese stille Waldlichtung ist belebt von kleinen Feen und Elfen. Sie tanzen um die Blumen ihren Reigen und freuen sich, im Einklang mit der Mutter Erde zu wirken.

Im Hintergrund der Waldlichtung sehe ich einen Wasserfall. Das Wasser plätschert in einen Teich. Ein Regenbogen bildet ein zartes Licht über dem Wasserfall. Im Teich blühen die schönsten farbigen Seerosen. Auch hier sehe ich kleine Elfen und Sylphen. Ein Zauber liegt über diesem geheimnisvollen Ort. –

Auf einmal sehe ich zwei wunderschöne Libellen auf mich zukommen. Ihre Flügel schimmern ganz zart in den schönsten Farben des Regenbogens. Ja – sie fordern mich auf, mit ihnen zu fliegen, sie tragen mich im Geiste durch den Wasserfall, der sich wie ein zarter Vorhang öffnet. Hinter dem Vorhang sehe ich nun ein wundersames Tor, das sich öffnet durch die zarten Flügelschläge der beiden Libellen, die mich tragen.

Nun stehe ich in einem lichtdurchfluteten Raum der Heilung. Im Strahlenglanz eingetauchte Engel bewegen sich mit Leichtigkeit im Licht. Sie warten auf mich und haben alles für mich vorbereitet. Auf einer bequemen Liege werde ich liebevoll gepflegt. Die lichtvollen Heilengel arbeiten mit zarten Lichtimpulsen an allen meinen Lichtbahnen, mein ganzer Energiekreislauf beginnt harmonisch zu strömen.

Mit zarten Duftessenzen werde ich gepflegt, und mein Lichtkörper fühlt sich bald leicht und beginnt hell zu leuchten. Ja, der Lichterglanz der Heilengel verschmilzt mit meinem Energiekörper, und Heilkraft durchströmt mich. Ich fühle mich harmonisch und friedlich durch diese geistige Heilbehandlung und lasse diese in mir nachwirken. –

Die Engel führen mich aus dem Raum des Heilens, und ich verabschiede mich mit Dankbarkeit von den liebevollen Heilengeln.

Die beiden Libellen warten mit leisen Flügelschlägen auf mich und tragen mich aus dem Lichtraum, leicht und spielerisch lüftet sich der Schleier des Wasserfalls und wir kehren auf die geheimnisvolle Waldlichtung zurück. Im Reiche der Elfen schaue ich entzückt noch eine Weile ihren heiteren Reigen zu. –

Der Weg führt mich nun zurück durch den Wald, bald befinde ich mich wieder unter der Allee mit dem schützenden Blätterdach. Die hellen Lichtstellen auf dem Boden zeigen mir den Weg zurück zum Torbogen mit den rosaroten Rosen. –

Nun fühle ich mich gestärkt durch meine innere Erfahrung und wieder in meinem Körperbewusstsein. Ich fühle meine Füße auf dem Boden, spüre meine Hände, bewege meine Finger – strecke meine Arme und atme tief durch. Ich öffne meine Augen und schaue dankbar und mit Zärtlichkeit meine Umgebung. –

Meine innere Erfahrung hat mich bereichert, ich fühle mich leicht und lichtvoll, meine Lichtbahnen strömen mit neuer Kraft durch meinen Körper und verbinden mich mit dem Licht der Engel, die um mich sind und für immer bei mir bleiben.

Ich bin dankbar für mein Leben im Hier und Jetzt.

Heilende Lichtstrahlen des Herz-Chakras

Ruhig und entspannt sitze ich an meinem bevorzugten Platz. Das Äußere lasse ich los und trete ein in die Stille meines Herzens. Das Innere weitet sich und immer tiefer wird meine Ruhe und Entspannung.

Mein Atem ist ruhig und gleichmäßig. Ein und Aus.

Heilende Lichtwesen atmen mich und schenken mir Prana mit jedem Atemzug.

Ich lenke das Bewusstsein zu meinen Füßen. Sie verbinden mich mit der Kraft der Erde. Wie ein Baum mit den Wurzeln aus der Erde Kraft schöpft und sich mit den Blättchen zum Sonnenlicht öffnet und dabei das Licht der Sonne ganz in sich aufnimmt, so bin auch ich durch die Füße mit der Erde und mit dem obersten Punkt des Kopfes mit der geistigen Sonne des göttlichen Lichtes verbunden. Ich öffne mich für dieses wunderbare kosmische Licht. –

Die Energien der Erdenmutter und des Himmelsvaters verschmelzen in mir. In der Mitte meines Seins, im Herzzentrum wächst ihr Kindlein, das Christus-Licht. Seine Strahlen sind eine Quelle von heilendem Licht. –

Jeder liebevolle Gedanke, jeder Wunsch nach heilendem Licht lässt liebliche Strahlen entstehen.
Von feinsten Lichtwesen werden sie dorthin gelenkt, wo sie gebraucht werden. –

Herzförmige Lichtschwingungen hüllen mich ganz ein. Sie bilden einen lieblichen Schutzmantel vom Kopf bis zu den Füßen. Von strahlenden Lichtwesen wird diese göttliche Energie eingewoben in jede Zelle meines Körpers. Alles wird erneuert und gestärkt. Wunderbar wird mein Körper wieder in Berührung gebracht mit der kosmischen Intelligenz. Jedes Organ, jede Zelle, weiß, was sie zu tun hat. Ganz von alleine, ohne mein eigenes Denken, vollbringt die göttliche Weisheit alles in mir. –

Tiefer Frieden und Freude erfüllen mich. Es ist göttliche Liebe, die mich ganz durchdringt und alle Blockaden auflöst, die meinen feinstofflichen Energiefluss stören. Yin und Yang fließen wieder in Harmonie in meinen Lichtbahnen, Yin als entspannende und Yang als aktivierende Energie. Alles strömt in wunderbarer Gesetzmäßigkeit.

Göttliche Licht- und Heilkraft ist immer da. Sie verströmt sich für mich und für andere, wann immer ich darum bitte. Zarte Lichtgestalten lenken das Christus-Licht meines Herzens überall dorthin, wo ich um die Not eines Mitmenschen weiß. –

Ich stelle mir nun vor, wie sich zarte Lichtstrahlen ausbreiten und in das Energiefeld eines Menschen eingewoben werden, dessen Namen ich in mein Bewusstsein aufnehme. Immer heller wird seine ganze Aura. Das Christus-Licht aus meinem Herz-Chakra begegnet dem Christus-Licht in ihm. Ich fühle, dass es im Geiste keine Trennung gibt.

Feine heilende Lichtströme bilden einen wunderbaren, zärtlichen Schutzmantel. Alles Schwere löst sich auf und Licht breitet sich aus wie eine strahlende Sonne.

Göttliches Liebeslicht durchdringt mich und fließt wie zarte Lichtstrahlen aus meinem geöffneten Herz-Chakra. Immer ist die Quelle der Liebe da, immer bereit, sich zu verströmen, für mich und für andere. Tiefe Dankbarkeit erfüllt mich. Ich bin ein Werkzeug der Liebe und empfange die göttliche Licht- und Heilkraft für mich und für andere. Frieden und Freude erfüllen mich ganz und gar. –

Ich liebe und werde geliebt. –

Langsam komme ich wieder in mein Tagesbewusstsein zurück, fühle meine Finger, strecke die Arme aus und atme bewusst tief ein und aus. Jetzt öffne ich die Augen. Mit dankbarem Herzen gehe ich zurück in meinen Alltag.

Maria – Erdenmutter – Gottesmutter

Ich fühle mich entspannt, ruhig und friedlich und bin bereit, den inneren Raum des tiefen Schweigens zu weiten. Nun schließe ich die Augen. Das Äußere wird kleiner, und meine Gedanken kommen zur Ruhe. –

Aufmerksam und doch entspannt achte ich jetzt auf meinen Atemrhythmus. Ein und Aus. Atem bewegt mich – Atem ist Leben. Mein Körper schwingt harmonisch im Atem, ich fühle die Bewegung in meinem Bauch, im Rücken und Nacken.

Ein zarter Luftstrom geht in meine Nase, durch die Rachenhöhle in die Lunge, erneuert und stärkt mich Tag und Nacht. –

Ich fühle meine Füße auf dem Boden. Sie sind meine Wurzeln, meine Verbindung zur Kraft der Erdenmutter. Sie schenkt mir alles, was mein Körper in diesem Leben braucht. Liebevoll bewahrt sie meine Lebensgrundlage nach den wunderbaren Gesetzen des Lebens. Mit dem Licht der Sonne vermählt sie sich und gebiert die abertausend Lebewesen. –

Sie schenkt mir weibliche Yin-Energie. Ich fühle diese zarten Ströme durch meine Fußknöchel aufsteigend in die Knie, ins Becken, in die Brust bis in die Hände. –

Über mir leuchtet nun eine große Sonne. Goldene Lichtstrahlen fließen durch mich hindurch. Es ist das Licht des Himmels, das noch heller leuchtet als unsere Sonne auf Erden. Ich fühle die heilenden Lichtwellen über meinen Kopf, Nacken, Rücken bis ins Becken strömen. Weiter fluten die Lichtwellen in meine Oberschenkel, in die Knie bis zu den Füßen und Zehen.

Das himmlische Licht schenkt mir männliche Yang-Energie. Meine Lichtbahnen werden durchflutet von der Kraft des Himmels und der Kraft der Erde. Beide wirken wunderbar durch mich hindurch. Jedes Atom erneuert sich und tanzt vor Freude, jedes Organ, jeder Muskel und jeder Knochen wird durchströmt von heilendem Licht.

In allem und überall wirken diese beiden Kräfte in großer Weisheit, geschaffen von einer unendlichen Schöpferliebe. –

Ich fühle mich entspannt und friedlich. Ich bin nicht allein, ein strahlender Engel ist bei mir zu meinem Schutz und Beistand. Er hüllt mich zärtlich in ein wunderschönes Regenbogenlicht. Dieses zarte Licht bildet eine Brücke für mein Lichtbewusstsein, damit ich in die unsichtbare Welt des Himmels schauen darf. –

Ich stelle mir vor, dass ich an der Hand meines Engels durch eine leuchtende Lichttreppe in eine höhere Sphäre geführt werde. Hier sehe ich eine zauberhafte Wiese, übersät mit bunten Blumen. Ich schreite vorsichtig durch das weiche Gras und schaue, dass keine Blume zertreten wird. Ich höre das Rauschen eines Bächleins. Ich entdecke nun ein lebendiges, sprudelndes fließendes Wasser. Glitzernde Tröpfchen springen lustig in die Luft und fallen wieder hinunter. Es gurgelt und plätschert und schlängelt sich verspielt durch die Wiese. Ich möchte sehen, wo das Bächlein herkommt. So folge ich an der Hand meines Engels dem Wasserlauf aufwärts, immer weiter.

Nun stehe ich vor einer felsigen Höhle. Hier entdecke ich die sprudelnde Quelle des lebendigen Wassers aus der Tiefe der Erde. Wasser ist das Blut der Mutter Erde, das uns alle Fruchtbarkeit schenkt. –

Ich bedanke mich bei der gütigen Kraft der Erdenmutter. Die Engel der Erde, des Wassers, des Feuers und der Luft wirken auch in mir. Mutter Erde schenkt mir meinen Leib. Ihre Kraft strömt durch meinen Körper. Ihre Säfte sind mein Blut, ihre Früchte sind wie mein Fleisch, ihre Felsen sind wie meine Knochen. Ich bin eins mit meiner Mutter Erde. –

Alles, was sie hervorbringt, wird belebt durch die Kraft des Lichtes. Fortwährend formt sie die materielle Hülle für die Manifestation des göttlichen Lichtes in der Materie. Immerfort empfängt sie und gebiert in großer Weisheit die Formenvielfalt.–

Der Engel führt mich nun tiefer in die Höhle. Eine große Ruhe breitet sich hier aus. Auf einmal erscheint ein blaues, leuchtendes Fluidum. Es wird immer heller und leuchtender und formt sich zu einer lieblichen Gestalt mit einem hellblauen Mantel. Eine immense Liebe durchflutet mich beim Anblick der Himmlischen Mutter Maria. –

Ich lausche ihren Worten, die sie leise zu mir spricht. –

Sie breitet ihren hellblauen Mantel über mich aus und hüllt mich in ein wunderbares Fluidum von Licht und Liebe. Nun werde ich durchströmt vom mütterlichen Liebeslicht, und mein Körper wird zum Tempel des Lichtes, das reinste Liebe ist.

Sie ist die Beschützerin der Seelen der Menschen. Sie hat einmal auf Erden ein göttliches Kind geboren, so wie es ihr der Erzengel Gabriel verkündet hat, als

Herrscher über das Element Wasser und Bewahrer der Fruchtbarkeit der Erde.

Wie unter reinigendem Wasser stehe ich im Lichtstrahl der unendlichen Liebe. Ich lade alle Notleidenden ein, mit mir in den heilenden Lichtstrahl zu kommen. –

Ich danke für diese wunderbare Erfahrung der weiblichen Kräfte des Lebens. Der Engel führt mich aus der Höhle, ich sehe nochmals die Quelle aus dem Felsen sprudeln, nun gehen wir leichten Schrittes am Bächlein entlang hinunter zur bunten Wiese. Ich danke meinem Engel und kehre zurück zum Ausgangspunkt im Hier und Jetzt. –

Ich fühle meine Hände und bewege die Finger, ich strecke die Arme ganz fest und öffne die Augen. Gestärkt und bereichert kehre ich zurück in meinen Alltag.

Kontemplation

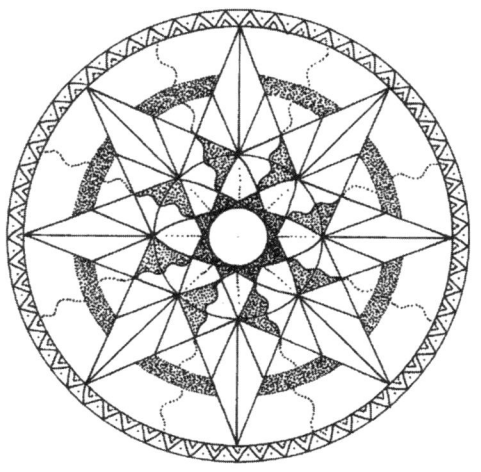

Kontemplation über die verschiedenen Seinsebenen

Bequem und entspannt sitze ich in meinem bevorzugten Raum und erlaube mir, die Tiefe meines inneren Selbst zu erfahren.

Ich werde ruhig und schließe die Augen.

Eine wunderbare Ruhe breitet sich in mir aus.

Gedanken kommen und gehen, ich lasse es geschehen. Ich fühle mich geborgen in meinem inneren Raum.

Ich achte auf das Ein und Aus meines Atemstroms. Er schenkt mir Prana – die wunderbare lichtvolle Lebensenergie, die mich unaufhörlich ganz durchströmt – vom Kopf bis zu meinen Füßen – und von den Füßen bis zu meinem Kopf.

Ich achte auf den obersten Punkt meines Kopfes und öffne mich hier zum Himmel.

Ich stehe im Lichtstrahl der göttlichen Liebe. Wie ein zärtlicher Schutzmantel umhüllt und durchdringt mich Licht und Liebe.

Jede Zelle, jedes Molekül wird gestärkt durch heilende Lichtkraft. Alles Dunkle löst sich auf.

Ich bin nun in der Lage, jeden Teil meines Körpers ganz genau zu beobachten.

Ich beobachte meinen Kopf und entspanne die Haut über der Stirn. Meine Wangen sind locker entspannt. Mein Unterkiefer öffnet sich leicht.

Meine Zunge berührt ganz zart den oberen Gaumen.

Mein Nacken wird weit und warm, die Muskulatur entspannt sich.

Meine Wirbelsäule ist aufrecht und stark. Meine Brust und mein Bauch heben und senken sich durch den Atemstrom.

Mein Gesäß ist weit und entspannt, und meine Beine sind locker.

Meine Füße berühren den Boden. Sie sind weit und warm und verbinden mich mit der Kraft der Erdenmutter.

Mein Körper ist das wunderbare Werk der Erdenmutter. Sie hat ihn geformt. Er dient mir und ist der Tempel des göttlichen Bewusstseins.

Ich betrachte liebend und mit großem Respekt diesen Körper, aber ich bin nicht dieser Körper. –

Ich blicke in meinen Tempel und beobachte meine Gefühle. Wie fühlt sich mein Inneres? Sind da Ängste, Trauer, Wut oder Schmerz?

Sind da Freude, Liebe, Frieden?

Ich nehme mich ganz wahr. Meine Gefühle sind polar. Hell und Dunkel gehören zu mir.

Ich betrachte alle meine Gefühle mit liebenden Augen und nehme alle Seiten meines Daseins ganz an, aber ich bin nicht meine Gefühle. –

Ich beobachte meine Gedanken. Sie kommen und gehen. Ich will versuchen ganz still zu werden.

Nur eine kurze Weile gelingt es mir, meine Gedanken zur Ruhe zu bringen.

Meine Gedanken gehören zu mir. Stetig baue ich mit meinen Gedanken wirksame Energiefelder um mich auf. Es sind die Bausteine meiner Zukunft, mein Karma.

Immer mehr achte ich darauf, dass ich liebevolle Gedanken-Energien erzeuge und schütze mein kostbares inneres Selbst vor Grobheit und Lieblosigkeit.

Ich beobachte meine Gedanken, aber ich bin nicht meine Gedanken. –

Stille, Ruhe, Leere oder das allumfassende Liebeslicht sind meine innere Wahrheit.

Das ewige ICH BIN ist mein wahres, höheres Selbst. Unabhängig, zeitlos und frei von allen Beschränkungen bin ich.

Jederzeit bin ich in der Lage, einzutauchen in den Ozean des allumfassenden Seins, in meine wahre geistige Heimat. –

Ich öffne mein Herz-Chakra und fühle eine zart fließende Freudenkraft ausströmen. Die Energie der Freude bildet vor meinem inneren Auge eine zartgewobene, weiche, rosafarbene Wolke.

Meine Freude wächst und dehnt sich aus und mit ihr vergrößert sich die feine Wolke. Sie trägt mich, sie liebkost mich und löst mich aus allen Begrenzungen.

Sie bringt mich in einen weiten, lichtvollen Raum. Göttliches Sein umfängt mich. Meine zartgewobene Wolke trägt mich ins Meer der göttlichen Liebe.

Wellen des Friedens und der Liebe breiten sich aus. Sie bilden ewige Kreise und spiegeln das Licht der göttlichen Geist-Sonne.

Engelwesen tanzen und singen im Lichte. Sie tragen und wiegen mich.

Frieden und Liebe erfüllen mich ganz und gar. –

Ein Engel flüstert mir ein leises Abschiedswort ins Ohr. Ich weiß, dass ich hier noch nicht für immer verweilen kann.

Die inneren Bilder ziehen sich langsam zurück. –

Bereichert kehre zurück in meinen Tagesbewusstsein. Nun bewege ich meine Hände. Ich habe das Bedürfnis, mich zu dehnen und zu strecken, und bin wieder ganz da. Ich öffne die Augen. Mein innerer Reichtum wird ein Segen sein für meine Mitmenschen und für meine ganze Umgebung.

Vokale und Namen als Schwingungen

Wir setzen uns bequem hin und achten darauf, dass uns kein Kleidungsstück beengt. Der Rücken ist aufrecht, und die Hände liegen entspannt, mit den Handflächen nach oben, auf den Oberschenkeln. –

In aller Stille achte ich jetzt auf das Ein und Aus des Atems. Beim Aus werde ich verströmend und spüre einen zarten Energiestrom vom Kopf bis zu den Füßen.

Beim Ein werde ich aufnehmend wie ein Gefäß, das sich füllt von den Füßen bis zum Kopf. –

Himmel und Erde atmen mich. Himmel und Erde vereinen sich in mir mit jedem Atemzug. –

Tiefe Ruhe und Geborgenheit breiten sich aus. Ich spüre alle Teile meines Körpers entspannt und leicht. –

Jetzt lenke ich mein Bewusstsein ins Becken. Vor meinem inneren Auge sehe ich die Form meines Beckens wie den Vokal U. Jetzt spüre ich die Vibration des Vokals U in meinem ganzen Beckenraum und spreche deshalb laut dreimal U…U…U.

Aus meinem Becken heraus bin ich standfest und mutig. –

Jetzt spüre ich meine Bauchhöhle und sehe darin die Form eines O. Ich lausche in mein Inneres und spüre dreimal die Vibration des Vokals O. Ich spreche dreimal laut O...O...O.

Die Mitte meines Bauches, mein Hara, gibt mir Kraft, Lebensfreude und Begeisterung. –

Ich lenke mein Bewusstsein in die Brustgegend und sehe darin abgebildet den Vokal A.

Ich spreche dreimal laut A...A...A.

In meiner Herzgegend, in meinem Liebeszentrum vibriert der Vokal A. –

Ich spüre meine Halsgegend und sehe darin den Vokal E abgebildet.

Ich spreche laut dreimal E...E...E.

Der Vokal E vibriert in meinem Zentrum der Kommunikation. –

Ich spüre die Öffnung meiner Schädeldecke und sehe die Verbindung zum Kosmos. Diese Verbindung hat die Form eines I.

Ich spreche laut dreimal I...I...I.

In meinem Scheitelzentrum, meinem Tor zur göttlichen Lichtkraft, vibriert der Vokal I. –

Die Schwingungen der Vokale haben meinen ganzen Körper durchflutet und angeregt. Der ganze Lichtkörper wird durch diese Anregung stimuliert. Ich spüre eine wohltuende Ruhe in mir. Jeder Mensch ist Träger eines Namens. Wir wollen nun alle in das Schwingungsmuster von jedem Einzelnen unter uns eintauchen. Dadurch werden wir zu einer großen Einheit, zu einem starken Energiefeld. –

Jeder Einzelne nennt der Reihe nach seinen Namen, und wir alle sprechen den Namen dreimal laut aus, und wir werden jeweils den Klang in unserem Energiekörper nachfühlen. –

Nun haben wir jeden Energiekörper durch den Klang des Namens ganz in uns aufgenommen, jeder einzelne ist Teil vom Ganzen geworden. –

Reich sind wir geworden durch alle Namen, denn durch den Namen haben wir die Schwingung des Trägers aufgenommen. Jeder Name ist göttlichen Ursprungs. –

Ich spüre eine tiefe Liebe zu jedem unter uns und fühle mich verbunden durch ein Gefühl von tiefer Geborgenheit. Ich liebe und werde geliebt.–

Langsam kommen wir wieder zurück zum Hier und Jetzt. Wir recken und strecken uns und öffnen nun die Augen. Wir schauen uns dankbar an.

Diese Meditation eignet sich gut
als Vorstellung einer neuen Gruppe.
Sie erlaubt jedem Teilnehmer,
die Schwingung der verschiedenen
Namen aus der Tiefe heraus zu erleben.

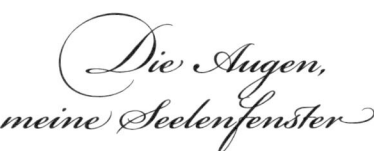

Die Augen, meine Seelenfenster

Nachdem ich mich bequem und locker hingesetzt habe, hülle ich alles um mich in eine Schwingung von Behaglichkeit. Ich bin jetzt bereit, meine Aufmerksamkeit auf mein Inneres zu lenken. Das Äußere zieht sich zurück und gibt meiner Seele mehr Raum. Mein Körper ist entspannt, kein Kleidungsstück beengt mich.

Mit aufrechter Wirbelsäule bin ich nun bereit, in mein Inneres zu lauschen, und schließe die Augen.

Mein Bewusstsein lenke ich jetzt auf das Ein und Aus des Atems. Ganz leicht und locker richte ich meine Aufmerksamkeit auf den Atemstrom – ein und aus. Beim Einatmen fülle ich meinen Bauch, meine Brust, meinen Hals bis zu meiner Schädeldecke. Beim Ausatmen begleite ich den Atemstrom von meinem Scheitel über die Schultern, Hände, hinunter bis zum untersten Punkt in meinem Becken.

Der Atemstrom verbindet mich mit den kosmischen Kräften Yin und Yang. Mit jedem Ein des Atems fließt das weibliche Yin von unten nach oben, mit jedem Aus fließt das männliche Yang vom Kopf von oben nach unten. Mein Atemstrom hüllt mich in einen harmonischen Kreislauf der strömenden Lichtbahnen. –

Langsam werde ich zärtlich eingehüllt in ein leuchtendes, helles Fluidum. Eine tiefe Geborgenheit breitet sich in mir und um mich aus.

Mit jedem Ein des Atems strömt Energie in mein Herz-Chakra, und ich fühle eine wunderbare Ausdehnung meines Liebeszentrums. In der Weite meines Herzens entfaltet sich eine tiefe Freude.

Ein leuchtend helles Licht pulsiert als lebendige Freude in meinem Herzzentrum.

Immer tiefer wird meine Freude, und mit jedem Atemzug wird sie noch stärker. Ich bin ganz Freude und Liebe, nur noch Freude und Liebe. Ich spüre die göttliche Berührung, die Transzendenz, als ekstatisches Glücksgefühl. –

> Wo Du bist, da bin ich.
> Wo ich bin, da bist Du.
>
> Tiefes All, unergründliches All,
> das Du bist in mir und ich in Dir.
>
> Gott ist in mir und ich in ihm
> und füllt mich aus, dehnt mich aus
> bis in die Unendlichkeit. –

Yin und Yang wirken in mir mit jedem Atemzug. Ein – Kraft der Erdenmutter. Aus – Kraft des Himmelsvaters.

Ich trage die Frucht des himmlischen Liebesspieles in meinem Herzzentrum, das Christuslicht in mir. Meine eigene Liebesfähigkeit lässt diese Energie als inneres Licht heranwachsen.

Mein Körper ist der Tempel dieses inneren Lichtes. Meine Augen sind die Fenster meines Tempels. Meine Augen zeigen mir immer das, was zu meinem wahren Inneren gehört. Meine Augen sind meine Fenster. Wenn ich sie öffne, strömt meine Freude aus. –

Ich nehme betrachtend alles wahr und ordne es in meinem Inneren ein. Meine Augen sind mein Schulbuch, alles zeigt mir das göttliche Bewusstsein durch meine Seelenfenster.

Ich lebe von jetzt an in bewusster Transzendenz. Immer und überall begegne ich Gott, in mir und außerhalb von mir. Durch meine Augen, die Fensterchen zu meinem inneren Selbst, sehe ich alles wie ein geöffnetes Buch vor mir ausgebreitet. –

Die kosmische Intelligenz bewirkt, dass ein Baum seine ganze Größe und seine ganze Kraft in ein winziges Samenkorn einfalten kann. Das gleiche Gesetz wirkt in mir. In meinem wahren Inneren liegt ganz verborgen eingefaltetes, göttliches Licht. Es wartet darauf, sich in seiner ganzen Pracht zu manifestieren.

Durch jede Meditation bereite ich mich vor, mache mich leer, jungfräulich, empfangsbereit, liebend und doch nichts erwartend, damit sich die ganze Pracht des eingefalteten Lichtes entfalten kann. –

Wie ein prächtiges Feuerwerk ist das dreifach eingefaltete, göttliche Licht in mir, das meine Rückverbindung zum allumfassenden, unergründlichen Schöpferlicht zeigt.

Die große Geistsonne hat ihren Samen in mich gelegt, und plötzlich wird der Samen wie ein Blitz aus heiterem Himmel in mir aufgehen als großes, liebendes, strahlendes Licht-Mandala, als sprühendes Licht-Kreuz und als ein zärtlicher Lichtstrom, der mich in seine Mitte nimmt und mich ganz in seine Liebe hüllt.

Dann weiß ich mit Bestimmtheit, dass mein wahres inneres Selbst eingefaltetes, göttliches Licht ist – so wie ein kleines Samenkorn einen großen Baum in sich verborgen trägt. –

Die Sonne weckt mit ihrer Lichtenergie das kleine Samenkorn zum Wachstum. Ohne das Licht der Sonne geschieht und gedeiht nichts auf dieser Erde.

So geschieht in mir kein seelisches Wachstum ohne diese große, geheimnisvolle, geistige Sonne. –

Die Augen, meine Seelenfensterchen, zeigen mir überall die tiefe Verbindung zum kosmischen Bewusstsein. Was immer ich sehe und wahrnehme, ist Gott als verdichtete Schwingung. Sein helles Licht zerlegt er in die Polarität und spielt mit den Kräften Yin und Yang eine wunderbare Melodie.

Immer mehr spüre ich, dass Gott nahe ist, wenn ich leer bin und mein Bewusstsein auf einen kleinsten Punkt reduziere.

Liebe, Verschmelzung, innere Heiterkeit sind die Pflastersteine des Lichtweges. –

Ich erkenne, dass, wo Entzweiung oder Polarisierung stattfindet, Gott nicht mehr spürbar ist.

Immer mehr breitet sich in mir Einheit, Liebe, Freude und Dankbarkeit aus als helles Fluidum. Emotionen wie Misstrauen, Egoismus, Habgier und Stolz, die mich vom göttlichen Lichtstrahl trennen, verschwinden ganz aus meinem Inneren.

Ich liebe und werde geliebt und begegne immer nur mir.

Meine Gedanken sind es, die mir Freude oder Schmerz zufügen. Gott spricht zu mir in Gedanken.

Ich lasse nur noch Gedanken der Liebe zu, denn ich will Ihm nahe sein. In Seiner Nähe ist keine Not, kein Schmerz.

Alles ist in mir. Ich brauche nur Ihn, und alles andere wird mir geschenkt. Wenn ich Ihm nahe bin, überschüttet Er mich mit Seinen Geschenken. Er schafft Wunder über Wunder. –

Meine Augenfensterchen staunen über die Zusammenhänge von innen und außen. Ich bin immer mehr in einer starken Verbindung mit allem, was ich wahrnehme, und spüre immer mehr, dass ich eins bin mit allem, aus demselben Stoff gemacht, weil alles nur einen Ursprung hat, nämlich Gott in mir und ich in Ihm.

Durch alles spricht Er zu mir. Ich schaue und Er spricht. Er zeigt mir in meinem Alltag alles, was ich brauche. –

Immer mehr achte ich auf die subtilen Zusammenhänge von innen und außen. Immer mehr achte ich auf die Bilder, die wie Symbole auf mich wirken, und betrachte sie aufmerksam aus meinem inneren Wesen heraus.

Immer mehr mache ich meinen Alltag zu einem reichen Gotteserlebnis. Alle Menschen, die mir begegnen, zeigen mir meine Seele.

Nicht immer ist alles im Licht. Ich sehe, wo ich noch zu arbeiten habe, wo es noch dunkle Stellen in mir gibt. So ist der schwierigste Mensch in meiner Umgebung mein bester Lehrer.

Wo immer ich Leiden in mir spüre, möchte die kosmische Intelligenz eine Veränderung und eine Erkenntnis. Wann immer ich leide, geschieht inneres Wachstum.

Ich bin in dieses Erdendasein inkarniert, um meine Seele weiter zu vervollkommnen. Ich selbst habe mich vor der Inkarnation im geistigen Zustand dazu entschlossen. Ich habe die Bedingungen gewählt, die diesem Ziel am besten dienen. Ich habe meine Umgebung, meine Eltern, meine Geburtsstunde ausgewählt, um alle nötigen Lernschritte machen zu können. Mein inneres Selbst weiß um diese tiefen Zusammenhänge und leitet mich sanft und weise. –

Danke – nur danke für alles, was ist. Alles ist richtig und gut. Wo es Läuterung bedarf, bin ich bereit zu leiden. Danke für alles Leiden. Durch das Leiden werde ich gezwungen, Gott näher zu kommen.

Danke für alle Freude, die mein wahrer innerer Zustand ist. Je größer die Freude, umso näher bin ich meinem wahren, göttlichen Wesenskern. –

Nicht ertragen könnte ich in meinem irdischen Zustand die reine, göttliche Energie, sie würde mich zersprengen.

Aber Er hat seinen Samen in mich und jeden Menschen gelegt. Seine Früchte sind, wenn sie herangereift, süßer als alles andere.

Ich allein trage die Verantwortung für mein inneres Wachstum. Ich selbst darf das Kreuz auf mich nehmen und muss vielleicht viel leiden, bis alles Dunkle aufgelöst ist.

Ich selbst suche die Kreuzesmitte, die Einheit aus den polaren Kräften der Materie. Wo immer ich diese Mitte in tiefem Schweigen spüre, bin ich in Transzendenz.

Ich habe einen Lebensauftrag, und der besteht nur darin, diese Mitte zu erreichen – aus den polarisierenden, entzweienden Kräften zu entfliehen und Gott auf einem kleinsten Punkt in meinem Inneren zu suchen.

Erst dann finde ich Liebe, Freude und Einheit. Wenn ich in dieser Mitte verweilen kann, öffnet sich die Schale des göttlichen Samens, und das Licht ergießt sich mit mächtiger Kraft über mich und zeigt mir mein wahres Sein.

Ich trage den Samen des göttlichen Lichtes in mir. –

Jeden Tag bin ich mir mehr bewusst, dass meine ganze Freude in meinem Inneren liegt. Im Außen entdecke ich meinen eigenen Seeleninhalt durch meine Seelenfensterchen. Ich betrachte mit Distanz alle möglichen Ersatzgegenstände, die Menschen erfunden haben, um der Not des inneren Unausgefülltseins zu entfliehen.

Ich nehme bewusst wahr, dass ich ein Geschöpf der Mutter Erde und des Himmlischen Vaters bin. Immer mehr versuche ich, ein Leben in Harmonie mit den kosmischen Kräften zu führen und mein inneres Licht zu entfalten. –

Gott ist immer da. Nur ich entferne mich von ihm. Wenn ich Ihn um etwas bitte, neigt Er sich liebevoll zu mir hin und wird mir helfen.

Ich achte nochmals auf meinen Atemstrom und spüre meine wahre Beschaffenheit. Ein: Yin – Materie – Mutter Erde. Aus: Yang – Geist – Himmelsvater. Ich bin das Kind der großen Kräfte, ein Träger des göttlichen Lichtes. –

Langsam komme ich zurück zum Hier und Jetzt. Ich spüre meine Hände, meine Arme, dehne und strecke mich und öffne jetzt meine Fensterchen, meine Augen zum Außen, und bin wieder ganz da. Durchflutet von göttlicher Heilkraft kehre ich zurück in meinen Alltag und nehme aufmerksam alles wahr, was mir dort begegnet und was mir von meiner inneren Führung gezeigt wird.

Zwischen Himmel und Erde

Ich setze mich hin, werde ruhig und lasse alles um mich herum sachte zurück. Der innere Raum weitet sich. Tiefe Ruhe erfüllt mich. –

Ich betrachte aufmerksam das Ein und Aus des Atems. Alle Gedanken, alle Sorgen von gestern und morgen lasse ich los. Ich bin jetzt ganz da, verweile in diesem jetzigen, kostbaren Moment. –

Durch meine innere Ruhe fließen die Frequenzen meiner beiden Hirnhälften im Einklang. Beide Seiten befruchten einander. Die logische, analytische Seite bekommt die Bereicherung der ganzheitlichen Sicht der Dinge. Die intuitive, kreative Seite bekommt die realistische, zergliedernde Logik hinzugefügt. –

Aus dieser meiner tiefen Ruhe empfange ich Inspirationen aus der geistigen Ebene. Es öffnet mich für die Dimensionen des kosmischen Lichtbewusstseins. –

Mein Drittes Auge zeigt mir ein pulsierendes Farbspiel. Ich schaue in die Welt der feinstofflichen Energien. Ich schaue Gesichter aus der geistigen Welt. Ich lausche auf die feinen Bilder, auf die Inspirationen, die mir aus dieser Ebene mitgeteilt werden. Mein Scheitel weitet sich ins Unendliche und berührt die Ebene, die Jesus Christus als „Vater im Himmel" bezeichnet hat. –

Als Geschöpf von Mutter Erde berühre ich mit meinen Füßen die Erde. Ihre Kraft erfüllt mich aufsteigend von unten nach oben. Die Kräfte von unten werden „erlöst". Sie steigen aus der Dunkelheit empor und verfeinern sich in ihrer Schwingung, sie werden Licht. Ihre Kraft schenkt mir die vitalen Lebenskräfte für einen gesunden Körper. –

Als Geschöpf des Himmlischen Vaters berühre ich mit meinem Kopf die unsichtbare Lichtsphäre. Seine Lichtkraft fließt von oben nach unten in mich und erfüllt mich mit Liebe und Heilkraft. Die kosmische Intelligenz, die formend und bildend das geistige Muster, das weiße Licht, in Myriaden von Verbindungen bricht, strömt durch meinen Scheitel in mich ein und hüllt mich in die große Geborgenheit der Liebe.

Das Licht der ewigen Geistsonne „opfert" sich. Die Schwingungsfrequenz verdichtet sich und steigt in die Dunkelheit der Materie. –

Nichts geschieht, ohne dass es der Wille der kosmischen, göttlichen Intelligenz ist. Ich bin ganz Gefäß dieser Kraft und bin voller Vertrauen in ihre wohlwollende Führung. Sie kennt meine Seele, und das innere Wachstum ist das oberste Ziel der geistigen Führung. –

Ich verharre weiter in meiner stillen Wahrnehmung. Mein Schweigen öffnet mich noch weiter, und ich tauche ein in den großen Ozean des geistigen Seins. –

Mein spiritueller Körper ist nicht an die Dualität gebunden. Er ist außerhalb von Raum und Zeit. Hier fließt alles zusammen. Mit meinem Lichtbewusstsein kann ich mich ausdehnen ins Unendliche. Ich bin ein kosmisches Geschöpf, das keine Grenzen kennt. –

Ich kann Wolke sein und mich als Wolke erleben. Ich kann ein Baum sein und fühlen, wie die Lebensströme des Baumes dieselben sind wie in mir, in meiner menschlichen Hülle. Ich kann ein Wassertropfen im Meer sein und spüren, dass der Wassertropfen wie ein Mensch in einem größeren Ganzen eingebettet ist.

Ich kann ohne Begrenzung zu einem anderen Planeten reisen und hinein horchen, welches Bewusstsein dort vorhanden ist. Ich kann mich mit allen Molekülen verbinden und spüren, dass alles, was ist, aus der gleichen Kraft, aus demselben Licht gebaut ist. –

Ich lausche auf alle Manifestationen und spüre immer mehr die innige Verbindung mit allem, was sich mir zeigt. Gott spricht zu mir durch alles, was meine Seelenfenster, meine Augen wahrnehmen. Mein Inneres und mein Äußeres sind aufs engste miteinander verbunden. Alles ist für mich hingestellt, um von mir bewusst wahrgenommen zu werden. Je mehr ich mich öffne für diese Dimension, desto mehr verharre ich in tiefer Freude und Dankbarkeit. –

Aus diesem Bewusstsein heraus verbinde ich mich mit der Dimension des Vaters im Himmel, der Seine Lichtkraft über mich verströmt. Er gibt mir Seine Heilkraft, die aus meinem Herzen, aus meinen Händen auf andere Menschen übertragen werden kann. –

Als Mensch bin ich Ausdruck eines großen kosmischen Gesetzes, das sich im Großen wie im Kleinen gleichermaßen verwirklicht. Ich bin ein Ausdruck der planetarischen Schwingungskräfte. Ich atme und lebe im Rhythmus der großen Dimensionen, jedoch im verkleinerten Maßstab. –

Liebevolle Engel begleiten mich auf meiner Erdenreise, ich fühle ihre Nähe. –

Dankbar für diese inneren Wahrnehmungen komme ich langsam zurück in mein Tagesbewusstsein. Ich spüre meine Hände, meine Arme, recke und strecke mich und öffne jetzt die Augen. Möge alle Kraft, die ich empfangen habe, grenzenlos sein und allen Wesen Nutzen und Segen bringen.

Gebete

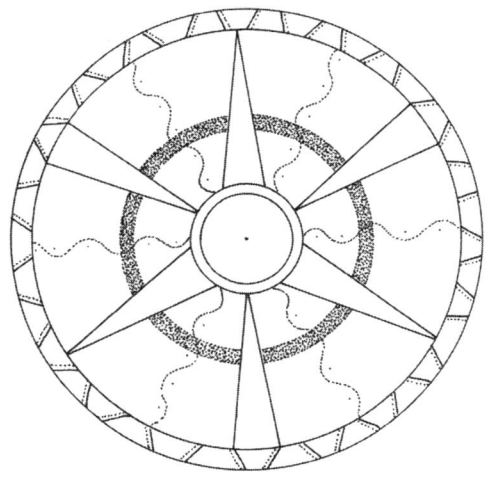

Das Gebet des heiligen Bruder Klaus

Ich gleite langsam in eine wohltuende Entspannung und sitze oder liege ganz bequem. Die Augen sind geschlossen. –

Ich spüre meinen Körper und die Berührung mit der Unterlage und fühle mich ganz behaglich, offen und frei. –

Ich versuche ganz im Jetzt zu bleiben. Die nimmermüden Gedanken werden ruhig, während ich im Jetzt verweile. –

Achtsam betrachte ich das Aus und Ein des Atems.

Mit jedem Atemzug vertieft sich meine Ruhe – und ich werde ganz sachte eingehüllt in einen wunderbaren Lichtkreis. Ich fühle mich beschützt und geborgen. –

Die geistige Vorstellungskraft führt mich jetzt zu einem kostbaren seelischen Erlebnis.

Ich stelle mir jetzt eine liebliche Landschaft vor. Ich betrachte eine sonnenbeschienene Wiese. Ich sehe sanfte Hügel und dunkelgrüne Wälder. Am Horizont sehe ich weiße, schneebedeckte Berggipfel. Über mir wölbt sich ein tiefblauer Himmel mit ein paar weißen Wolken darin.

Ein stilles Tal liegt zu meinen Füßen. Ich höre das Rauschen eines Baches. Unten im Tal liegt eine weiße Kapelle. Sie zieht mich an, und ich gehe leichten Schrittes den Weg hinunter zur Kapelle.

Eine Holztür ist leicht angelehnt, und ich öffne sie. Vor mir breitet sich ein wunderbares Heiligtum aus.

In dieser stillen Seelenkapelle leuchtet ein rundes, farbiges Glasfenster. Ich sehe darin das Mandala des Heiligen Bruder Klaus – einen leuchtenden Sechsstern. Die Sonne scheint durch das farbige Glas.

Das Licht von den Strahlen aus der Mitte berührt und umhüllt mich sanft.

Vor mir steht ein goldener Altar.

Ich werde eingeladen, alle schmerzlichen Gefühle, alle belastenden Gedanken, alle körperlichen Beschwerden auf diesen meinen inneren Altar zu legen.

> **Mein Herr und mein Gott,**
> **nimm alles von mir,**
> **was mich hindert zu dir!**

Das Gebet des heiligen Bruder Klaus

Löse den Schleier, der mich trennt von Deinem Liebes-Licht!

Wie ein zartes, wunderbares, helles Fluidum nehme ich jetzt die Berührung der Lichtstrahlen wahr.

Hell wird es in meinem Kopf. Alle Teile meines Kopfes entspannen sich.

Hell und warm wird mein ganzes Schulter-Nackenfeld. Energie-Blockaden lösen sich ganz sachte auf.

Alles weitet sich.

Der weiße Lichtstrom fließt von meinem Hals über die Schultern in die Arme bis in die Hände. Heilendes Licht strömt aus meinen Händen.

Der Lichtstrom fließt über den Rücken, und ich sehe meine Wirbelsäule im hellen Licht. Sie wird durchströmt von Energie, und ich sehe sie ganz aufrecht und stark.

Meine Brust wird weit und hell.

Mein Bauch entspannt sich und alles Schwere löst sich auf.

Über meine Hüften strömt Lebenskraft in meine Oberschenkel, in meine Knie bis hinunter zu den Füßen.

Ich werde durchströmt von Lebensenergie und zärtlich eingehüllt in einen schützenden Mantel aus Licht und Liebe.

In alle Teile meines Körpers, in jedes Organ bis in jede kleinste Zelle fließt heilende Lichtkraft.

> Mein Herr und mein Gott,
> nimm alles von mir,
> was mich hindert zu dir!

Alle Schmerzen und Sorgen lösen sich jetzt auf.

Ich tanze vor Freude und bade im hellen Licht.

Wie ein wunderbarer Regenbogen leuchtet mein ganzer Körper in den schönsten Farben im strahlenden Licht. –

> Mein Herr und mein Gott,
> gib alles mir,
> was mich fördert zu dir!

Du atmest mich mit Deiner Kraft.

Überall, in mir und durch mich wirkt Dein schöpferisches Licht. Es ist in jedem Gedanken, in jedem Gefühl, in jeder Körperzelle, ja, in jedem kleinsten Atom. –

Natur und Lebewesen tanzen nach der wunderbaren Melodie Deines Schöpferlichtes. Du ordnest alles neu, was sich entfernt von Deinen kosmischen Gesetzen. –

Du machst meinen Körper und meine Seele zu Deinem Tempel. –

Dein belebendes Licht strömt in meine Chakras. Die sieben Energiezentren entfalten sich wie farbige Blüten im Sonnenlicht.

Schweres wandelt sich um in Leichtigkeit.

Helles Licht durchdringt meinen Körper, meine Seele und meinen Geist.

Alles ordnet und erneuert sich. –

Ich fühle jetzt tiefen Frieden in mir. –

Die Lichtdurchflutung berührt meine Herzensmitte.

Ich spüre einen wunderbaren Energiestrom von Freude und Liebe in meinem Herz-Chakra.

Wie ein helles, zartes Fluidum entströmt er aus der Mitte meiner Brust und dehnt sich aus. Das Licht erhellt den ganzen Raum, ja das ganze Haus, die ganze Umgebung, ja das ganze Land. Das Licht dehnt sich aus über die ganze Erde. Keine Grenzen sind gesetzt.

Wo immer ein liebevoller Gedanke jetzt hingeht, fließt auch Dein heilendes Licht.

Und ich sehe, wie es meine Mitmenschen mit Freude und Frieden erfüllt. –

Und ich sehe jetzt, wie sich die Lichtstrahlen aus meinem Herzen verbinden mit dem Zentrum des leuchtenden Mandalas.

> **Mein Herr und mein Gott,**
> **gib alles mir,**
> **was mich fördert zu dir!**

Ich betrachte das lichtbeschienene Glasfenster und sehe, wie die Mitte des leuchtenden Sterns des Mandalas immer heller wird. Im strahlenden Licht erscheint eine liebliche Gestalt und kommt mir entgegen.
Ich fühle eine wunderbare Energie von Liebe und Frieden.

> **Mein Herr und mein Gott.**
> **Nimm mich mir**
> **und gib mich ganz zu eigen dir!**

Du schickst mir Deine Engel!

Ich fühle mich umgeben von lichtvollen Engeln.

Ich fühle ihre Nähe und ihre Energie der Liebe.

Mein Seelenlicht wird von ihrem Glanz wunderbar erneuert. Unzählige Lichtwesen verbinden mich auf geheimnisvolle Weise mit dem Zentrum Deiner kosmischen Lichtquelle. –

Ein lichtvoller Engel steht mir ganz nahe. Seine Schutzkraft begleitet mich geduldig und liebevoll in diesem irdischen Leben.

Ich lausche in mein Inneres und warte.

Er spricht ganz leise zu mir. –

Vertrauen und Offenheit erfüllen mich ganz. Ich werde geliebt und bin verbunden mit dem Licht aus der Mitte und Tiefe allen Lebens.

Geborgen und beschützt ruhe ich in der Zärtlichkeit der göttlichen Umarmung. –

Tiefer Frieden und Freude sind jetzt in mir.

Alles ist still und reich.

Aufgelöst ist jede Trennung.

Ich bin in Dir und Du bist in mir.

> **Mein Herr und mein Gott.**
> **Nimm mich mir**
> **und gib mich ganz zu eigen dir!**

Immer deutlicher spüre ich eine innige Verbindung mit Deinem Liebeslicht und der geistigen Welt. Ich bin erfüllt von Freude und Dankbarkeit und wurde reich beschenkt. –

Dankbar verabschiede ich mich vom lichtdurchströmten Fenster in der Kapelle, schließe behutsam die Türe, gehe leichten Schrittes zur Anhöhe hinauf und kehre zurück zu meinen Ausgangspunkt. –

Mein Körper, meine Seele und mein Geist sind jetzt ganz durchströmt von neuer Kraft und Energie. –

Geheilt und gestärkt komme ich langsam wieder zurück ins Tagesbewusstsein. Ich spüre meine Hände, bewege meine Finger, recke und strecke mich, atme jetzt ganz bewusst tief ein und aus und öffne die Augen.

Lebensenergie strömt wunderbar erneuert durch meinen ganzen Körper und schenkt mir Gesundheit, Kraft und Freude für meinen Alltag und für meine ganze Umgebung, wo immer ich stehe.

Das Vaterunser als Chakra-Meditation

Ich setze mich bequem hin. Ich lasse alles Äußere los, komme ganz zu mir selbst und schließe die Augen. Ich lasse mich tragen von der Geborgenheit der Erdenkraft, spüre ihre ruhevolle Berührung.

Ich achte auf das Ein und Aus des Atems. Ich atme aus und lasse Lichtkraft vom Kopf bis zu den Füßen fließen. Beim Einatmen füllt der Atemstrom den Bauch, die Brust, den Hals, den Kopf. Ein harmonischer Kreislauf der Lebenskraft hüllt mich ein.

Gedanken, die kommen, lasse ich fließen, alles ist richtig und gut. Nichts will ich erreichen, ich lasse es geschehen. Durch den ruhigen Fluss des Atems öffne ich mich und lasse das Licht des Himmlischen Vaters mit der Energie der Mutter Erde in mir vereinen.

Die Kraft des mächtigsten Schutzgebetes der Christenheit wird mich stärken. Meine Chakras werden durchflutet von heilender Lichtenergie. –

Nun lenke ich meine Aufmerksamkeit zum obersten Punkt des Kopfes, zum Scheitel-Chakra. Dieses Zentrum verbindet mich mit der höchsten Schöpferebene.

Vater unser, der du bist im Himmel

Du bist ewige Lichtkraft, aus der alles wurde und noch immer wird. Du bist die unermessliche Einheit außerhalb von Raum und Zeit. Ich öffne mich für Deine alles belebende Liebeskraft.

Vater unser, der du bist im Himmel

Mein Bewusstsein ist nun im Stirn-Chakra. Dieses Zentrum des inneren Schauens ist mein Drittes Auge.

Geheiligt werde dein Name

Du verteilst Dein Licht in Myriaden von Formen und Farben. Du trägst mich im Schwingungstanz Deines Schöpferwortes. Die ganze Schöpfung ist die beseelte Kraft Deines Namens.

Lass in mir das innere Schauen heranreifen und führe mich aus der Polarität zur Einheit.

Geheiligt werde dein Name.

Mein Bewusstsein ist nun im Hals-Chakra, und ich dehne es vom Nacken her nach vorne aus. Ich lasse die Schwingungskraft des Mantras in dieses Chakra fließen.

Dein Reich komme

Deine kosmischen Gesetze spiegeln sich in meinem Körper. Die drei Kraftzentren des Kopfes verbinden mich mit dem Geheimnis Deiner göttlichen Dreiheit: Vater, Sohn und Heiliger Geist.

Durch das Hals-Chakra vernehme ich Deine weise Führung aus meinem inneren Selbst. Das Innere wird zu Deinem Reich.

Meine Äußerungen sind immer mehr in Harmonie mit meinem inneren Befinden. Der Austausch mit meiner Umgebung ist offen und liebevoll.

Dein Reich komme

Nun richte ich meine Aufmerksamkeit in das Herzzentrum, ins Zentrum der Liebe und des Christusbewusstseins.

**Dein Wille geschehe,
wie im Himmel, so auch auf Erden**

Als leeres Gefäß bin ich da und vertraue mich Deiner Führung an. Ich lasse alles los und spüre Deine unendliche Liebeskraft. Lebensfreude und Dankbarkeit erfüllen mich durch den gewonnen inneren Reichtum.

Ich begebe mich auf den inneren Weg, den Weg zur Einheit.

**Dein Wille geschehe,
wie im Himmel, so auch auf Erden**

Mein Bewusstsein ist nun im Sonnengeflecht. Ich atme tief ein vom Rücken her nach vorne zur Magengegend und dehne das Solarplexus-Chakra *nach vorne aus*.

Gib uns heute unser tägliches Brot

Deine Lichtenergie bringt alle Materie in Bewegung. Alles Sichtbare und Unsichtbare wird belebt durch Deine Kraft. Die Sonne führt auf der Erde durch ihr Licht alles zur Entfaltung und Reifung hin. Immer mehr erkenne ich in allem Deine göttliche Gegenwart.

Gib uns heute unser tägliches Brot

Nun richte ich meine Aufmerksamkeit in die untere Bauchgegend. Vom Kreuz her atme ich ein und begleite den Atem nach vorne und dehne das Sakral-Chakra nach vorne aus.

**Vergib uns unsere Schuld,
wie auch wir vergeben
unsern Schuldigern**

Die Vereinigung der Gegensätze bringt Fruchtbarkeit, schenkt Gnade und Rückführung zur Einheit Deiner All-Liebe. Einheit bedeutet ekstatische Freude. Nach Einheit sehne ich mich in diesem Erdendasein.

Ich kann verzeihen und finde Erfüllung als liebender Mensch.

> **Vergib uns unsere Schuld,**
> **wie auch wir vergeben**
> **unsern Schuldigern.**

Ich bin mit meinem Bewusstsein am untersten Punkt der Wirbelsäule, im Wurzel-Chakra. Hier bin ich in Verbindung mit der Erdenkraft, mit dem materiellen Ausdruck des kosmischen Lichtes.

> **Führe uns nicht in Versuchung,**
> **sondern erlöse uns von dem Bösen**

Mein Körper und meine Seele sind an die Erde gebunden in dieser Inkarnation. Elementare Grundbedürfnisse zeigen sich hier. Durch die Liebe trete ich heraus aus den Ich-Bedürfnissen.

Lass mich nicht verirren in der Materie, sende Dein Licht in meine Seele und in meinen Körper und erlöse mich von der Dunkelheit der Lieblosigkeit.

> **Führe uns nicht in Versuchung,**
> **sondern erlöse uns von dem Bösen.**

Ich bleibe durch das Wurzel-Chakra verbunden mit dem Energiestrom der Erdenmutter, spüre diese ruhevolle, schützende, weibliche Urkraft.

Denn dein ist das Reich

Deine Lichtkraft durchdringt mich vom Kopf bis zu den Füßen bis hin zur kleinsten Zelle. Ich fühle mich geborgen in Deiner Liebe, das Erdenreich wird zu Deinem Reich.

Ich öffne mich ganz, lasse die Energien des Himmlischen Vaters mit den Energien der Mutter Erde vereinen.

Wie entfaltete Blüten leuchten meine Chakras in den schönsten Farben des Regenbogens.

Denn dein ist das Reich

Lichtkraft durchströmt mich. Die Schwingungen der Mantras des Vaterunsers öffnen meine Chakras und alle Wege, die mich hinführen zu Deinem Licht.

Langsam begleite ich mein Bewusstsein durch alle Chakras empor und nähere mich Deiner kosmischen Lichtquelle. Ich lenke meine Aufmerksamkeit in das Herz-Chakra.

Und die Kraft

Fließende Freude ist die Kraft, die aus dem Herzen kommt. Ich strahle sie aus. Wie die Sonne ein Samenkorn zur Entfaltung bringt, lässt Du meine Seelenkräfte, mein inneres Licht, wachsen durch die Liebe. Je mehr ich sie verbreite, desto mehr gibst Du mir aus Deiner kosmischen Quelle.

Dein ist die Kraft

Mit meinem Bewusstsein bin ich nun im Stirn-Chakra, gebe mich ganz der Verschmelzung hin und erlebe die Geborgenheit der Einswerdung.

Und die Herrlichkeit

Hier darf ich staunend Anteil nehmen an den subtilen, inneren Wahrnehmungen. Du zeigst mir hier die feinstofflichen Energien in Farben, Bildern, Visionen. Ich öffne mich ganz der inneren Wahrheit. Als leeres Gefäß bin ich da und lasse Deinen Willen durch mich wirken.

Dein ist die Herrlichkeit

Zu Dir, o Gott, erhebe ich meine Seele.

Mein Bewusstsein ist nun im Scheitel-Chakra. Hier berühre ich die feinste, kosmische Energie, außerhalb von Raum und Zeit. Es ist die All-Liebe, die alles belebende Lichtkraft.

In Ewigkeit

Licht, Liebe, Freude herrschen hier. Aufgelöst sind alle Gegensätze.

Nimm mich ganz in Deine liebenden Arme, Himmlischer Vater. Lass mich zum Werkzeug Deiner weisen Gesetze werden. Lass mich Dein Licht, Deine Liebe, Deine Freude verbreiten, damit die Erde wieder heil werde. Öffne meine inneren Ohren, meine inneren Augen, damit ich teilnehme an Deinem ewigen Dasein.

Dein ist die Ewigkeit

Lichtenergie und Lebenskraft durchdringen mein ganzes Sein. Mein Körper und meine Seele werden belebt und erfüllt von Licht- und Heilkraft.

Amen. So sei es.

Du schenkst mir Dein Licht aus Deiner unermesslichen Quelle. Ich bin bereit, diesen Reichtum nach außen zu verschenken und wende mich all denjenigen zu, die diese Heilkraft brauchen.

Mit tiefer Dankbarkeit denke ich an meine Lebensbasis, die vier Elemente: Luft, Feuer, Wasser, Erde.

Möge wieder geordnet werden, was sich entfernt hat von den weisen göttlichen Gesetzen.

Amen. So sei es.

Alles Schwere ist jetzt von mir gewichen. Nun bin ich innerlich bereit, meinen Alltag mit frischer Energie zu erleben.

Ich dehne mich und strecke mich und öffne jetzt die Augen. Der gewonnene innere Reichtum, schenkt mir ein ganz neues, harmonisches Lebensgefühl.

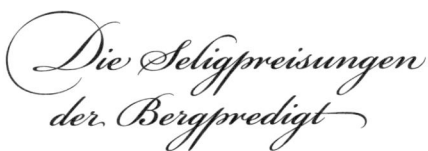
Die Seligpreisungen der Bergpredigt

Lassen wir uns ganz still werden und ziehen wir uns von äußeren Dingen zurück.

Mit geschlossenen Augen fühlen wir uns behaglich und entspannt. Wir richten unser Bewusstsein nach innen, in unseren Körper hinein, und lassen alles Äußere mehr und mehr los. Der innere Raum weitet sich. –

In stiller Kontemplation wollen wir nun die tiefe Bedeutung der Seligpreisungen ergründen. Wunderschöne Glücksverheißungen verbergen sich darin. Wir lassen die trostreichen Worte Jesu in unserer Seele nachklingen und in Resonanz mitschwingen.

**Selig die Armen im Geiste,
denn ihrer ist das Himmelreich**

Wir ruhen in der Stille und Mitte unseres Seins.

Die ganze Aufmerksamkeit richten wir nun auf den Rhythmus des Atems. Der Atem strömt aus und ein. Mit jedem Atemzug vertieft sich unsere Ruhe.

Tiefer Frieden breitet sich aus. Wir ruhen in uns und fühlen uns frei und weit. Nur Leere und Stille sind jetzt in uns. Unsere Gedanken schweigen. Wir werden *arm im Geiste* und werden dabei reich beschenkt.

Wie ein leeres Gefäß sind wir bereit, uns der unendlichen Dimension der göttlichen Lichtwelt hinzugeben.

Das Gotteslicht senkt sich in uns ein, ist ganz nahe, umflutet und durchströmt uns. –

Innere Stille öffnet uns zum Licht und macht uns glücklich.

>**Selig die Armen im Geiste,
>denn ihrer ist das Himmelreich**

>**Selig die Trauernden,
>denn sie werden getröstet werden**

In tiefer Ruhe und Absichtslosigkeit fühlen wir uns behaglich und frei. In aller Stille lenken wir unsere Aufmerksamkeit in die Mitte der Brust. Hier befindet sich der zarte Lichtwirbel des Herzzentrums. Wir versuchen hier unser seelisches Befinden zu erfühlen.

Wenn wir Trauer in unserem Herzen wahrnehmen, betrachten wir dieses Gefühl aufmerksam. Dabei löst sich die Trauer langsam auf und gibt die Energie frei, die sie gefangen hielt.

Durch unsere stille Betrachtung heilen wir so alle unsere seelischen Wunden.

Wir fühlen nun, wie sich unser Herz weitet und alles leichter wird.

Von zarten Lichtwellen werden wir durchströmt und liebevoll umhüllt. –

Das Fühlen der Gefühle öffnet uns zum Licht und macht uns glücklich.

> **Selig die Trauernden,**
> **denn sie werden getröstet werden**

> **Selig die Sanftmütigen,**
> **denn sie werden das Land besitzen**

Wir stellen uns einen schönen, großen Baum vor, im Sonnenlicht stehend, die Wurzeln tief in der Erde.

Wie dieser Baum werden wir sanft durchflutet von der Energie des Himmels und der Erde. Lebenskraft durchströmt unseren Körper. Wir lenken das Bewusstsein in die Füße und fühlen eine zarte Energie von den Füßen in die Beine strömen – dann weiter ins Becken – in die Brustgegend bis in die Arme und Fingerspitzen. Und nun stellen wir uns vor, wie über unserem Kopf eine strahlende Sonne leuchtet. Das Licht strömt über unseren Kopf und glättet die Stirn, es strömt durch den Hals in den Nacken zum Rücken hinunter ins Becken – bis in hinab zu unseren Füßen.

In uns ruhend fühlen wir uns sanft und friedlich durchströmt von heilender Lebenskraft.

In der Mitte unseres Herzens öffnet sich jetzt eine prächtige, rosarote Blüte. Zarte Düfte strömen empor in die geistige Sphäre. Bescheidenheit und Sanftmut sind darin eingewoben. Sie verbinden uns mit der göttlichen Lichtwelt, öffnen unsere Lichtbahnen und bereichern uns mit Gesundheit und Lebenskraft. –

Bescheidenheit öffnet uns zum Licht und macht uns glücklich.

> **Selig die Sanftmütigen,**
> **denn sie werden das Land besitzen**

> **Selig, die hungern und dürsten**
> **nach Gerechtigkeit,**
> **denn sie werden gesättigt werden**

Wir stellen uns vor, wie sich über uns in leuchtenden Farben ein Regenbogen wölbt. Von den sieben farbigen Lichtebenen fühlen wir uns beschützt und sind in ihnen geborgen.

Wir stehen inmitten der zauberhaften Lichtbrechung dieses Regenbogens – inmitten des Gotteslichtes. Wir sind nicht allein, Lichtwesen sind uns ganz nahe.

Geborgen ruhen wir im großen geistigen Lichtkörper und sind alle miteinander verbunden. Wir spiegeln einander jene Eigenschaften, die wir *in uns* haben. Wir erkennen darin die göttliche Gerechtigkeit und Weisheit – die wunderbare Magie des Lebens. –

Liebevolles Denken öffnet uns zum Licht und macht uns glücklich.

> **Selig, die hungern und dürsten**
> **nach Gerechtigkeit,**
> **denn sie werden gesättigt werden**

> **Selig die Barmherzigen,**
> **denn sie werden Barmherzigkeit erlangen**

Die Liebe unseres Herzens macht uns offen und weit. Mitgefühl mit allem, was ist, breitet sich in uns aus.

Unser Körper ist ein Tempel des Lichts – ein kostbares Gefäß tanzender Lichtatome.

Wir fühlen uns durchströmt von heilendem Christuslicht. Jede Zelle unseres Körpers wird neu programmiert, neu belebt. Göttliche Essenz durchdringt unsere Seele und unseren Körper mit neuer Lebenskraft.

Verbunden mit allen Menschen, mit allen Lebewesen, mit der ganzen Erde, ja mit dem ganzen Universum, fühlen wir tiefen Frieden in unserem Herzen und werden jeden Tag neu gesegnet. –

Mitgefühl öffnet uns zum Licht und macht uns glücklich.

> **Selig die Barmherzigen,**
> **denn sie werden Barmherzigkeit erlangen**

> **Selig die reinen Herzens sind,**
> **denn sie werden Gott anschauen**

Wie ein klarer, leuchtender Diamant ist das Gotteslicht tief in unserem Inneren eingesenkt. Wir stellen uns vor, wie funkelnde Lichtstrahlen aus unserem Herzzentrum fließen und immer kräftiger werden. Sie entfalten sich zu einem hellen Licht. Wir fühlen uns leicht und weit im Universum dieses Liebeslichtes. –

In aller Stille richten wir nun unsere Aufmerksamkeit in die Mitte unserer Stirn, in unser Drittes Auge. Wir schauen durch dieses geheimnisvolle Fenster in die Lichtwelt Gottes und erkennen, dass das Gotteslicht in uns ist und durch uns wirkt. –

Die Liebe unseres Herzens öffnet uns zum Licht und macht uns glücklich.

> **Selig die reinen Herzens sind,**
> **denn sie werden Gott anschauen**

> **Selig die Friedensstifter,**
> **denn sie werden Kinder Gottes heißen**

Wie zarte Lichtwellen verbreitet sich das Licht aus der Mitte unseres Herzens in unsere Umgebung. Wir stellen uns vor, wie es sich im ganzen Raum ausdehnt und alles um uns herum heller wird. Es dehnt sich aus im ganzen Haus – in der ganzen Umgebung – keine Grenzen sind gesetzt – ja im ganzen Land – über die ganze Erde. Wir sehen im Geiste, wie Lichtwesen über die ganze Erde unzählige Friedenslichter verbreiten, ganz besonders in jene Gegenden, wo Krieg und Not herrschen. Wir bitten um viele solcher Friedenslichter. Mögen sie Trost und Versöhnung in die Herzen der Menschen bringen!

Und vor allem jenen Mitmenschen, mit denen *wir* Konflikte haben, senden wir ein leuchtendes Friedenslicht, damit alle schmerzlichen Gefühle aufgelöst werden und wir uns wieder versöhnen können.

Frieden breitet sich aus, wo immer sich unsere liebevollen Gedanken hinwenden. In Harmonie mit der göttlichen Fülle wächst tiefer Frieden in uns und leuchtet in diese Welt. –

Frieden öffnet uns zum Licht und macht uns glücklich.

**Selig die Friedensstifter,
denn sie werden Kinder Gottes heißen**

**Selig die Verfolgung leiden
um der Gerechtigkeit willen,
denn ihrer ist das Himmelreich**

Wir fühlen die Strahlungskraft der Gegenwart Christi.

Gotteslicht atmet uns. Alles ist gut – so, wie es in unserem Leben ist. Wir dürfen immer wieder von Neuem lernen und erkennen. Im Lichte der Weisheit und Gerechtigkeit fühlen wir uns sicher. Jedes Leid läutert unsere Seele und verstärkt unser inneres Leuchten. Wir nehmen es an.

Liebevolle Helfer aus der Lichtwelt Gottes sind bei uns, jetzt und in allen Lebenslagen. Beschützt und behütet gehen wir den Weg zum Lichte hin. Besonders in schwierigen Zeiten sind uns die Engel ganz nahe. –

Unser Vertrauen in die Weisheit der göttlichen Führung öffnet uns zum Licht und macht uns glücklich.

> **Selig die Verfolgung leiden**
> **um der Gerechtigkeit willen,**
> **denn ihrer ist das Himmelreich**

> **Selig seid ihr,**
> **wenn man euch um meinetwillen**
> **schmäht, verfolgt**
> **und euch lügnerisch alles Böse nachredet.**
> **Freut euch und frohlockt,**
> **denn euer Lohn ist groß im Himmel.**
> **Ebenso hat man ja auch die Propheten verfolgt,**
> **die vor euch lebten.**

Die Seligpreisungen der Bergpredigt

Das allumfassende kosmische Christuslicht durchströmt uns, nährt und stärkt unsere Seele und unseren Körper.

Nichts kann unser Vertrauen in die Liebe und Güte des Gotteslichtes erschüttern. Alle Sorgen lassen wir los und fühlen uns erneuert durch heilendes Licht. Unsere liebevollen Gedanken, unsere Freude und Heiterkeit und unser Körper sind wunderbarer Ausdruck des Christuslichtes. Wir bewegen uns vertrauensvoll im Strome des Lebens und fühlen uns in der Tiefe unserer Seele unabhängig und stark. Geborgen in unserem irdischen Körper ruhen wir in der göttlichen Gegenwart. Diese Erfahrungen schenken uns tiefes Vertrauen und Sicherheit. –

Die Gegenwart des Christuslichtes und die trostreichen Worte Jesu haben uns zum Licht geöffnet und machen uns glücklich.

> Selig seid ihr,
> wenn man euch um meinetwillen
> schmäht, verfolgt
> und euch lügnerisch alles Böse nachredet.
> Freut euch und frohlockt,
> denn euer Lohn ist groß im Himmel.
> Ebenso hat man ja auch die Propheten verfolgt,
> die vor euch lebten.

Dankbar für das, was wir erfahren durften, kommen wir nun zurück ins Körperbewusstsein. Wir spüren die Hände, bewegen unsere Finger, strecken die Arme. Wir atmen tief durch und öffnen die Augen.

Gestärkt und erfrischt kehren wir zurück in unseren Alltag, bereit, Licht und Liebe zu schenken, wo immer wir sind.

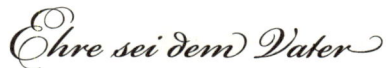

Ehre sei dem Vater

**Ehre sei dem Vater,
dem Sohn und dem heiligen Geist,
wie es war am Anfang,
so auch jetzt und allezeit. Amen.**

Mit aufrechter Wirbelsäule sitze ich auf meinem bevorzugten Platz – locker und entspannt. Ich werde ruhig und schließe die Augen.

Ich achte auf den Atem – ein und aus. Meine Bauchdecke wölbt sich mit jedem Ein locker nach vorne. Ich fülle mich ganz mit dem Atem, werde ein Gefäß vom Bauch bis zu meinem Kopf und begleite den Atemstrom von unten nach oben.

Beim Aus werde ich verströmend und begleite meinen Atem vom Kopf bis zum Becken.

Das Einatmen verbindet mich mit der weiblichen und das Ausatmen mit der männlichen Schöpferkraft. Gott atmet mich mit seinem Licht und schickt mir heilende Lichtwellen durch meinen Lichtkörper. –

Ich spüre meine Füße am Boden, sie sind weit und warm.

Ich spüre die zarten, feinstofflichen Wurzeln, die tief in die Erde reichen und die Kraft der Erdenmutter in mich ziehen.

Ich spüre den obersten Punkt des Kopfes und ganz sachte öffnet sich mein Scheitel-Chakra zum allumfassenden Liebeslicht.

Indem ich mich öffne, strömt Licht und Liebe ganz über mich. Heilendes Licht strömt über meinen Kopf, über meine Schultern, Arme, Hände, Rücken, Bauch, Hüften, Knie bis zu meinen Füßen. Es durchdringt mich bis in die kleinste Zelle, belebt und stärkt jedes Atom meines Körpers. Heilkraft durchdringt und belichtet mich durch eine wunderbare Lichtenergie.

Ein violettes Lichtfluidum umhüllt mich liebevoll. Es fließt aus einer wunderbaren, strahlenden Geistsonne, die sich unaufhörlich verströmt. Wie ein farbiger Regenbogen leuchtet mein Energiekörper, und meine sieben Chakras erstrahlen im siebenfarbigen Licht der ewigen Geistsonne. Aus ihr bekomme ich alle Lebenskraft, die mich wärmt und lebendig macht. Lebenskraft strömt harmonisch in meinen Lichtbahnen, vom Kopf bis zu den Füßen.

Ehre sei dem Vater

Ehre sei dem Vater

Mein Bewusstsein weitet sich zur unsichtbaren Weite des Unendlichen, zum allumfassenden Liebeslicht. Ich spüre die Ausdehnung meines Bewusstseins zur himmlischen Sphäre. –

Große Stille erfüllt mich. Frei von Gedanken und Wünschen werde ich zum Gefäß der unendlichen Liebe. Ganz zart werde ich berührt von einer göttlichen Essenz. Tiefer Frieden, tiefe Freude sind in mir.

> Ich übergebe mich dem himmlischen Frieden
> und achte jetzt, ganz in mir ruhend, absichtslos,
> auf Bilder, die mir gezeigt werden.

Nun lenke ich mein Bewusstsein in mein Herzzentrum. Ruhig und entspannt achte ich auf mein Befinden in meinem Liebeszentrum.

Hier vereinen sich die Energien des Himmelsvaters und der Erdenmutter.

Hier entfaltet sich ihr Kind in mir, meine Christus-Kraft des Herzens. Meine Liebe öffnet mich zum Lichtstrahl des Himmelsvaters.

Im selben Maße, wie mein Herz-Chakra sich öffnet und Freude verströmt, fließt Licht und Heilkraft durch mich.

Mein wahres, inneres Selbst ist göttlich.

Und dem Sohne

Wie ein Baum sich nach dem Lichte der Sonne ausrichtet, richte ich mich nach der ewigen Geistsonne des Himmelsvaters aus.

Mehr und mehr achte ich auf meine eigene geistige Schöpferkraft und befreie mich von negativen Gedanken, die meine innere Sonne des Herzens verdunkeln. Nur die Liebe meines Herzens schafft in mir die richtige Resonanz für den göttlichen Lichtstrahl. –

„Niemand kommt zum Vater, als durch mich". So spricht Christus aus meinem Herzen, der Sohn der ewigen Schöpferkraft, der in die Materie hinabsteigt und in allem eingebunden ist.

Alles strahlt ein weißes Licht aus, das Christus-Licht in der Materie.

> Ich übergebe mich dem himmlischen Frieden
> und achte jetzt, ganz in mir ruhend, absichtslos,
> auf Bilder, die mir gezeigt werden.

Nun lenke ich mein Bewusstsein zum untersten Punkt der Wirbelsäule, ins Wurzel-Chakra. Hier bin ich verbunden mit der materiellen Schwingung des Gotteslichtes. Die Energie der Erdenmutter durchströmt mich. Es ist weibliche Kraft, die stetig die materielle Form schafft im Dienste der himmlischen Gesetze.

Erdenmutter und Himmelsvater wirken im Einklang.

Materie – Mater, Ausdruck der großen Gottes-Mutter, die als Energie alle Materie formt und alles Licht einhüllt in vielen verschiedenen Atomzusammensetzungen.

Und doch ist jedes Atom gleich, die Grundsubstanz ist die gleiche.

Und dem heiligen Geist

Göttliches Licht ist eingebunden in mir und in allem. Mein Wurzel-Chakra ist ein wunderbares Gefäß der eingefalteten göttlichen Energie. Hier ruht die Kundalini-Energie als kraftvolles Licht-Potenzial. Wie eine Pflanze sich nach dem Sonnenlicht sehnt und mit jeder Faser der innewohnenden Kraft der Sonne zustrebt, so liegt in mir verborgen die weibliche Kundalini-Kraft, die sich nach dem Himmelsgemahl sehnt. Durch den Shushumna-Kanal strebt die Kraft nach oben zum Scheitel-Chakra. Vereint mit der ewigen Lichtquelle weitet sich mein Lichtkörper zur Weisheit des Heiligen Geistes. Ein läuternder Lichtstrahl als fein geordnetes geometrisches Lichtmandala erschafft in mir das ewige Feuer des Pfingstfestes. Meine in der Materie eingebundene Göttlichkeit findet den Weg zurück zum höchsten Ursprung. Ein strahlendes Lichtkreuz leuchtet in mir auf und weist mir den Weg.

Mein inneres Selbst entäußert sich und vereint sich mit dem ewigen Sein. Ich selbst bin ein Gefäß der Trinität, bin ein Abbild der göttlichen Dreiheit. Vater – Sohn und Heiliger Geist wirken in mir wie Vater – Mutter – Kind.

In meinem Herz-Chakra spüre ich die Berührung meines inneren Geliebten, des Christus in mir.

> Ich übergebe mich dem himmlischen Frieden und achte jetzt, ganz in mir ruhend, absichtslos, auf Bilder, die mir gezeigt werden.

Wie es war am Anfang

Aus dem Licht ist alles geworden. Wo immer sich Materie manifestiert, wo immer sich das unendliche Licht in die Polarität zerlegt, ist der verborgene Christus da als innewohnendes Licht. Es bewegt alle Atome und Moleküle und füllt alle Leerräume mit Licht. Was immer ich sehe, ist göttliches Sein, so lange die irdische Welt besteht.

Nun gehe ich mit meinem Bewusstsein weiter hinauf durch meine Wirbelsäule und komme in meinen Kopf und achte hier auf das Dritte Auge.

So auch jetzt

Mein tiefes Schweigen im Hier und Jetzt sammelt das Gotteslicht zu einem leuchtenden Strahl. Durch meine tiefe innere Ruhe weitet sich das Lichtbewusstsein zum ewigen, allumfassenden Ozean der Unendlichkeit. Hier ist die Quelle allen Seins, wir schöpfen unsere Energie daraus und wirken selbst schöpferisch mit jedem Gedanken, den wir aussenden. Der innere Raum des Schweigens enthält und enthüllt mir alle Weisheiten der geistigen Lichtwelt. Diese Berührung ist höchstes Entzücken.

> Ich übergebe mich dem himmlischen Frieden und achte jetzt, ganz in mir ruhend, absichtslos, auf Bilder, die mir gezeigt werden.

Nun lenke ich das Bewusstsein zum Scheitel-Chakra, hier öffnet sich mein Lichtkörper zum wahren Ursprung allen Lebens. Hier gibt es keine Trennung, denn im Geiste sind wir alle eins. Raum und Zeit sind aufgelöst, das Ewige enthält das Vergangene und das Zukünftige. Ich fühle mich geborgen in dieser wunderbaren, alles durchströmenden Licht- und Liebesenergie.

Gott ist in mir und ich in ihm. Ich öffne mich ganz und spüre die Durchflutung dieser mächtigen Liebeskraft.

Und allezeit. Amen –
So sei und bleibe es immerdar.

Mein Körper ist vergänglich, meine Seele aber ist eingebunden in die göttliche Dimension, die außerhalb von Zeit und Raum ist. Nichts kann meine Geborgenheit erschüttern, denn mein wahres Selbst ist unzerstörbar und ist göttlich. So sei und bleibe es immerdar. –

Langsam komme ich wieder in mein Tagesbewusstsein, spüre meine Hände, bewege sie und strecke meine Arme. Ich öffne jetzt die Augen und bin erfrischt und gestärkt mit neuer Energie.

Tischgebet

Du ewiges Schöpferlicht verströmst Dich in alle Materie. In allen Formen und Farben erkenne ich Deine verborgene Kraft. Alles bist Du, Du bist in mir und ich in Dir. Die Erdenmutter schafft alle Gefäße für Dein belebendes Licht. Aus Euren Kräften ist alles Geschaffene geworden.

Mit jedem Essen nehme ich das Licht und die Kraft der ewigen Schöpferströme in mich auf. Mein Körper wird gestärkt durch die wunderbaren Gaben der Erdenmutter und des Himmelsvaters. Mein Körper wird zu einem heiligen Tempel der Opfergaben. Ich betrachte alles, was ich zu meinem Munde führe, in tiefer Dankbarkeit, esse langsam und bewusst mit tiefer Hingabe. –

Ich danke allen Menschen, die durch ihre Arbeit mit ihren Händen zum Wachstum und Gedeihen der Pflanzen beigetragen haben. Ich danke allen Menschen, die mitgewirkt haben, dass das wunderbare Essen, das ich jetzt zu mir nehmen darf, mich so köstlich stärkt und neu belebt. –

Ich danke den hilfreichen Geistern in der Natur, die alle Elemente harmonisieren und die Lebensbasis, unseren Planet Erde, liebevoll beschützen und bewahren. Amen.

Literaturverzeichnis

Becker Udo, *Lexikon der Symbole,* Herder TB 2008
Boeckel Johannes F., *Meditationspraxis,* Goldmann 1993
Braden Gregg, *Im Einklang mit der göttlichen Matrix,* Koha-Verlag 2007
Byrne Rhonda, *Das Geheimnis,* Wilhelm Goldmann Verlag 2007
Die gute Nachricht, Altes und Neues Testament, Deutsche Bibelgesellschaft
Fontana Dr. David, *Kursbuch Meditation,* Fischer TB 1996
Laszlo Ervin, *Das fünfte Feld,* Bastei Lübbe, 2000
Lauterwasser Alexander, Wasser Klang Bilder, AT Verlag, Aarau 2002
Lao Tse, *Tao-Te-King, Das Buch des alten Meisters vom Sinn und Leben,* Anaconda 2006
Sherwood K., Chakra-Therapie: *Kraftzentren des Lebens aktivieren,* Schirner 2003
Paramahansa Yogananda,
    Meditationen zur Selbstverwirklichung, Self Realization Fellowship 2000
    Wissenschaftliche Heil-Meditationen, Self Realization Fellowship 2000
White Eagle, *Wunder des Lichts,* Aquamarin 1993
Wilber K.,
    Das holographische Weltbild, Wilhelm Heyne 1993
    Integrale Spiritualität, Kösel 2007

Danksagung

Meine geistigen Helfer haben mich mit liebevollen, unterstützenden Menschen zusammengebracht. Ihnen, meinen himmlischen Helfern, möchte ich vorab danken für die liebevolle Führung durch dieses Leben. Sie haben mir oft den Weg geebnet und zarte Zeichen gegeben.

Zu den liebevollen, irdischen Helferinnen gehört *Karin Vial*. Von Herzen danke ich für ihre vielfältigen Anregungen, ihr tiefes Verständnis und respektvollen Umgang mit meinen Texten.

Meiner Familie, die mir viel bedeutet und mir den notwendigen Freiraum gibt, meine Aufgabe erfüllen zu können, danke ich von ganzem Herzen. Dieser Dank gilt besonders meinem Ehepartner *Bruno Thali,* meinem Sohn *Patrick Thali,* meiner Tochter *Alexandra Fink* mit *Daniel* und den Enkelkindern *Shirin, Milosh und Juna Fink.*

Meiner Tochter *Alexandra Fink* verdanke ich die Bereicherung des Inhaltes durch ihre einmaligen Illustrationen. Mit viel Einfühlungsvermögen darf sie aus der höheren Lichtebene schöpfen.

Allen Seminarteilnehmern, die ich seit vielen Jahren durch die Ausbildung in der von mir begründeten

Lichtbahnen-Therapie kennen gelernt habe, danke ich von Herzen. Auch für alle liebevollen Zuschriften bin ich überaus dankbar. Ich denke mit Freuden an die schönen Erfahrungen und Öffnungen zum Lichte hin, die ich bei allen Seminaren und Meditationen miterleben durfte.

Über die Autorin

Trudi Thali, sensitive Heilerin, Autorin und Seminarleiterin, arbeitet in einer eigenen Naturheilpraxis in Vitznau am Vierwaldstättersee, Schweiz. Starke Transformationserlebnisse führten sie auf den spirituellen Weg. Ihre besonderen Fähigkeiten liegen im hellfühlenden Wahrnehmen des energetischen Zustandes von Mensch und Natur.

Trudi Thali hat verschiedene Ausbildungen auf den Gebieten des *Geistigen Heilens, der Meditation, Sensitivität und Medialität* gemacht. Sie selbst leitet regelmäßig Meditationsgruppen und Seminare zu verschiedenen spirituellen Themen. Seit Jahren bildet sie auch interessierte Therapeuten und Laien in dem von ihr entwickelten System der Lichtbahnenarbeit aus.

Ihr Werk umfasst spirituelle Bücher und Meditations-CDs, die internationale Bedeutung erlangt haben.

www.trudi-thali.ch

Bücher von Trudi Thali

Lichtbahnen-Fernheilung, Windpferd 2007
Lichtbahnen-Selbstheilung, Windpferd 2005
Lichtbahnen-Heilung, Windpferd 4. Aufl., 2007
Lichtbahnen-Heilung, Lern DVD, Verlag Trudi Thali
Die 8 Wege Jesu zum Glück, Verlag Trudi Thali 2007
Die Offenbarung des Johannes, Verlag Trudi Thali 2003
Das Vaterunser als Chakra-Meditation, Verlag Trudi Thali 2003

Geführte Meditationen auf CD

CDs mit geführten Meditationen, Verlag Trudi Thali:
   Das Vaterunser als Chakra-Meditation
   Die 8 Wege Jesu zum Glück
   Das Gebet des Heiligen Bruder Klaus
   Heilendes Licht
   Entfaltung zum Licht
   Sanctus-Vision
Entfaltung des Lichtbewusstseins, Windpferd 2006

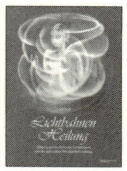
Lichtbahnen-Heilung

Lichtbahnen-Heilung kann jeder lernen! Trudi Thali zeigt, wie durch Auflegen der Hände Blockaden gelöst und Energie ins Fließen gebracht wird.

Lichtbahnen sind jene geheimnisumwobenen Energiekanäle, die wir aus dem alten Reich der Energiearbeit, dem traditionellen China, kennen. Dabei bringt die Lichtbahnen-Heilung die Energien durch sanftes Berühren des Körpers mit den Handflächen zum freien Fließen. Mit nur 14 Handpositionen ist es somit möglich, in allen Meridianen – und damit in allen Körperbereichen – das ungehinderte Fließen universeller Lebensenergie anzuregen. Dieses freie Fließen universeller Energie entlang der Lichtbahnen, die den Körper durchziehen und mit kosmischer Energie versorgen, unterstützt die Selbstheilung, lindert Beschwerden, fördert die spirituelle Entfaltung und erhöht die mediale Sensibilität.

144 Seiten · ISBN 978-3-89385-466-0 · www.windpferd.de

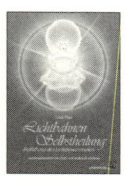
Lichtbahnen-Selbstheilung

Eine Entdeckungsreise ins eigene Lichtbewusstsein und in die Kraft unserer heilenden Hände und der Empathie.

Entfaltung des Lichtbewusstseins. Lichtimpulspunkte meditativ und praktisch erfahren. – Trudi Thali ist die Begründerin der Lichtbahnen-Selbstheilung, einer Methode der energetischen Heilung durch Lösung von Blockaden. Diese Selbstheilungs-Methode arbeitet mit der Entfaltung des Lichtbewusstseins und mit Lichtimpulspunkten. Sie ist vergleichbar mit Reiki und basiert auf einem vereinfachten Meridiansystem.

Die Lichtbahnen-Heilung ist im Bereich „Energetische Heilung" ein Begriff geworden. Immer mehr Menschen praktizieren diese neue Methode mit großem Erfolg. Die Lichtbahnen oder Meridiane werden auf diese Weise von blockierter Energie befreit. Weitaus mehr Lebenskraft kann wieder ungehindert fließen.

128 Seiten · ISBN 978-3-89385-469-1 · www.windpferd.de